一口吃个瘦子

张晔 主编

解放军309医院营养科前主任
中央电视台《健康之路》特邀专家
北京电视台《养生堂》特邀专家

吉林科学技术出版社

图书在版编目（CIP）数据

一口吃个瘦子/张晔主编. 一长春：吉林科学技术出版社，2015.1
ISBN 978-7-5384-7544-9

Ⅰ.①一… Ⅱ.①张… Ⅲ.①减肥－基本知识
Ⅳ.①R161

中国版本图书馆CIP数据核字（2014）第041212号

本社广告经营许可证号：2200004000048

一口吃个瘦子

主　　编	张　晔							
编委会	张　晔	刘红霞	牛东升	李青凤	石艳芳	张　伟	石　沛	张金华	葛龙广
	戴俊益	李明杰	霍春霞	高婷婷	赵永利	张爱卿	常秋井	余　梅	李　迪
	李　利	王能祥	吕亚娜	刘　涛	杨纪云	费军伟	石玉林	樊淑民	谢铭超
	王会静	陈　旭	王　娟	徐开全	杨慧勤	卢少丽	张　瑞	李军艳	崔丽娟
	季子华	吉新静	石艳婷	陈进周	李　丹	逯春辉	李　鹏	崔文庆	李　军
	高　杰	高　坤	高子珺	杨　丹	李　青	梁焕成	刘　毅	韩建立	高　赞
	高志强	高金城	邓　晔	常玉欣	黄山章	侯建军	李春国	王　丽	袁雪飞
	张玉红	张景泽	张俊生	张辉芳	张　静	崔文庆	石　爽	王　娜	金贵亮
	程玲玲	段小宾	王宪明	杨　力	张玉民	牛国花	杨　伟	葛占晓	施慧婕

全案策划　悦然文化
出版人　李　梁
策划责任编辑　许晶刚　赵洪博
封面设计　李　迪
开　　本　710mm×1000mm　1/16
字　　数　200千字
印　　张　12.5
印　　数　1-10000册
版　　次　2015年1月第1版
印　　次　2015年1月第1次印刷
出　　版　吉林科学技术出版社
发　　行　吉林科学技术出版社
地　　址　长春市人民大街4646号
邮　　编　130021
发行部电话/传真　0431-85677817　85635177　85651759
　　　　　　　　　　85651628　85600611　85670016
储运部电话　0431-84612872
编辑部电话　0431-86037698
网　　址　www.jlstp.net
印　　刷　长春人民印业有限公司
书　　号　ISBN 978-7-5384-7544-9
定　　价　35.00元

如有印装质量问题 可寄出版社调换
版权所有 翻印必究

前言
PREFACE

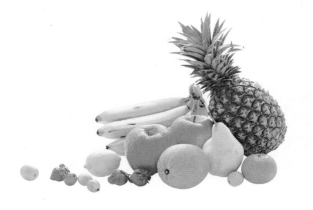

会吃就会瘦

　　有人开玩笑说："三个人中就能撞到一个胖子。"可见，肥胖已经普遍存在于各年龄段。世界卫生组织提出："体内脂肪组织超过维持正常生理需求或者过度累积，直至危害健康的程度就是肥胖。"

　　所以，瘦身不仅是时尚问题，更是一种养生、一种对身体健康的责任。

　　瘦身过程一定很辛苦吗？不是。那为什么很多人在瘦身一段时间后又胖回来，是因为毅力不够没有坚持下去吗？也不是，只是没有找对正确的瘦身方法。试问，忍受饥饿的节食、超负荷的运动能忍受多久呢？也许精神上可以坚持，但是我们的身体却吃不消。所以，瘦身的关键是掌握最有效的瘦身原理，自然就会瘦。

　　什么才是"最有效的瘦身原理"？就是消耗基础代谢。随着生活水平提高，人们对饮食也有了更高的要求，当人们只顾一味地享受美味佳肴、放纵饮食不加控制，或者养成不良的生活习惯而不自知时，身体摄入的热量会逐渐大于消耗的热量，当热量的消耗与摄取失去平衡时，额外吸收的热量就转化成脂肪堆积在体内，肥胖就逐渐形成了。所以，只要科学地分配热量，让身体摄取的热量小于消耗的热量，实现热量负平衡，就很容易瘦。

　　瘦身的本质是养生，同时帮助你建立良好的生活方式，而不是和身体作对。本书就是从养生方面告诉大家一些最有效的瘦身方式，不用忍饥挨饿，不用辛苦运动，只要会吃就会瘦，一口吃个瘦子也不是梦幻。

目录
CONTENTS

Chapter 1　了解肥胖才能瘦得成功

Chapter 2　这样吃才能有效瘦身

Chapter 3　最有效的减肥食材

Chapter 4　局部瘦吃出来

Chapter 5　针对 10 种肥胖类型的有效瘦身餐

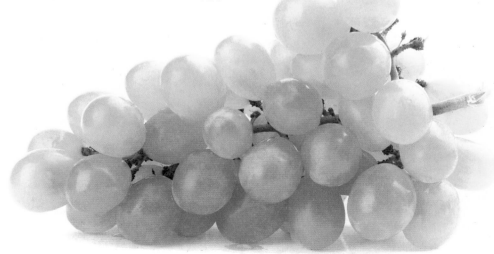

Chapter **1**

了解肥胖才能瘦得成功

世界卫生组织提出：

"体内脂肪组织超过维持正常生理需求或者过度累积，直至危害健康的程度就是肥胖。"

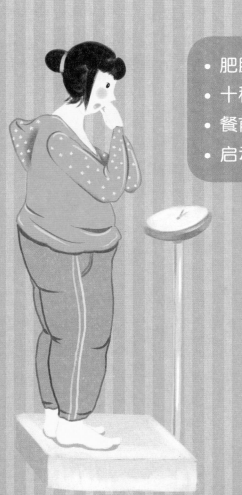

- 肥胖隐藏的生命杀机
- 十种肥胖体质类型
- 餐前先念六条瘦身小魔咒
- 启动"解脂酶"加速脂肪燃烧

肥胖隐藏的生命杀机

　　瘦身，早已不仅是女人的事情了，国际卫生组织调查指出：地球上每四个人中就有一个是肥胖者。美国的平均肥胖率已经达到40%，尤其以黑人女性突出，黑人女性的肥胖率已经超过50%，每两个黑人女性中就有一个肥胖者。在中国，儿童的肥胖率为8.1%，小胖墩随处可见，甚至八九岁的孩子体重就达到两三百斤，而成人的肥胖率为22.8%……中国的肥胖人口，占全球肥胖人口的1/5以上。

　　世界卫生组织提出："体内脂肪组织超过维持正常生理需求或者过度累积，直至危害健康的程度就是肥胖。"肥胖已经不只是身材臃肿、有碍美观的问题,伴随而来的很多健康隐患最终导致死亡率的上升。因此,世界卫生组织将肥胖视为一种慢性疾病。

　　肥胖导致疾病发生率和死亡率上升，这是不争的事实。卫生部首席健康教育专家、著名心血管专家洪昭光指出："中国人每死一百人，其中40人是因心血管疾病，26人因癌症，这就占去三分之二，另外还有糖尿病等慢性病。而心脑血管病、癌症、糖尿病的基础就是肥胖。"在美国，肥胖人士的保险金额一定会高于普通大众，因为在保险公司的预估风险中，肥胖者的死亡概率更高，因此也证明了肥胖的危险性。如果不正确对待肥胖、不及时瘦身，将来势必会面对一系列的慢性疾病，甚至生命危险。

　　所以，近年来，瘦身已经成为一个热门话题，无论是男女老少，都期望找到一种最安全的瘦身方法，不仅可以有利于身体健康，而且能更有效瘦身。

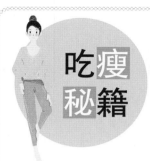

吃瘦秘籍

衡量人体胖瘦与健康标准 BMI

BMI 即体重指数，是国际常用衡量人体胖瘦程度以及健康的一个标准。

BMI= 体重（kg）÷ 身高的平方（m²）

例如：一位年龄在 32 岁，身高为 1.80m，体重 74kg 的男士，他的 BMI 值计算为 BMI =74÷1.8²=22.8（kg/m²），属于正常体重。

受生理结构等因素的影响，男性与女性的 BMI 体重指数标准根据年龄变化也稍有区别。

BMI 划分	男性		女性	
	30 岁以下	30 岁以上	30 岁以下	30 岁以上
较瘦	<13	<16	<16	<19
正常	14~20	17~23	17~22.9	18.5~23.9
超重	21~24	24~25	23~26.9	24~26.9
肥胖	≥ 25	≥ 26	≥ 27	≥ 27

1."中广型"、"梨型"身材的三高危险

"中广型"肥胖也可称之为"苹果型"肥胖，脂肪主要囤积在腹部皮下组织以及腹腔内，脂肪包围了心脏、肝脏、胰脏等重要器官，这种肥胖类型人群中 40 岁至 50 岁的中年男性尤为突出。内脏脂肪含量升高是危害健康的主要因素，由此引发高血压、Ⅱ型糖尿病、心血管疾病和癌症，要比全身肥胖者具有更高的发病概率。

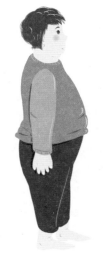
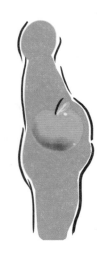

中年男士"苹果型"肥胖，脂肪多囤积在腰腹部。

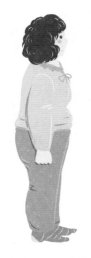
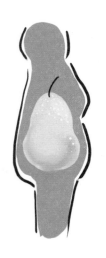

中年女士"梨型"肥胖，脂肪多囤积在臀部和大腿根部。

当过多的内脏脂肪进入消化系统时，也会对肝脏等器官造成损害，引发脂肪肝，还会扰乱新陈代谢，引发糖尿病等病症。研究显示，男性腰围大于等于85cm，女性腰围大于等于80cm时，其高血压患病概率是腰围正常者的2.3倍，糖尿病的患病概率为腰围正常者的2.5倍。另外，内脏脂肪还会阻碍体内毒素的正常排出，进而产生多种化学物质，引发心脏病。不仅如此，腹部脂肪还会压迫肺，导致呼吸困难，造成血液中的供氧不足。

"梨型"肥胖者的脂肪主要囤积在臀部及大腿根部，多见于成年女性，与体内雌性激素的分泌密切相关。"梨型"肥胖者脂肪细胞的体积增大，脂肪细胞的胰岛素受体数量将随之减少，并且对胰岛素的亲和力降低，由此而产生严重的胰岛素抵抗，使胰岛素功能下降。

胰岛素抵抗将造成高血糖、高血压、血脂紊乱、血液黏稠度高、血小板功能不正常，而且很容易形成血管管腔的狭窄、闭塞，导致血流不通畅，更容易引发冠心病、心绞痛、中风、失明等血管并发症。

胆囊疾病、代谢综合征、呼吸功能下降、睡眠呼吸暂停、骨关节炎（膝及髋）、高尿酸血症、痛风、脂肪肝、背下部疼痛、女性绝经后乳癌、子宫内膜癌、男性前列腺癌、结肠直肠癌、性激素异常、多囊卵巢综合征、生育障碍和麻醉风险等，这些也是由"梨型"肥胖而引发的。

俗话说"腰带越长，寿命越短"，尤其更应当警惕中年发福现象，及早瘦身，不要让"中广型"、"梨型"肥胖找上自己。

2. 肥胖危害大脑，易患阿尔茨海默症

肥胖，正成为一种世界性的趋势，全世界肥胖人数越来越多。据世界卫生组织提供的数据显示，全世界超过 3 亿人属于肥胖人群。肥胖除了会增加患糖尿病、心脏病的危险，美国科学家还研究发现，肥胖会对大脑造成伤害，加剧大脑退化，肥胖者老年时期更容易患阿尔茨海默症，即老年痴呆症。

研究人员选择了 392 名年过七旬的老人，进行随访研究 18 年，并且每 5 年进行一次脑扫描检查。通过扫描实验对象的大脑发现，肥胖者脑组织比体重正常者少 8%，体重超出正常范围越多，脑组织退化就越严重。为什么会出现这种情况呢？因为肥胖使大脑萎缩的区域正是老年痴呆症影响大脑的区域。大脑的额叶和颞叶是计划和记忆的关键部位，而肥胖者的脑组织正是在这两部分损失。另外，掌管注意力和执行的前扣带回、管理长期记忆的海马体和掌管运动的基底核也相应有所损失。所以，出现记忆障碍、失语、失用、失认、执行功能障碍以及人格和行为改变等痴呆症状。

美国神经学家保罗·汤普森指出："肥胖加剧了大脑的老化速度，肥胖人群的大脑看起来比精瘦者老 16 年。"可见，肥胖带来的问题大都是危及生命、影响正常生活的，如不能及时瘦身，势必会引发身体一连串

的病症。保持健康合理的饮食结构，控制体重，就可以在很大程度上降低老年痴呆症等的病发概率。

3. 肥胖诱发 6 大常见癌症

　　世界癌症研究基金会研究发现，饮食、体重与癌症的关联远超人们想象，并历时 5 年，通过综合研究全球 7000 项癌症成因得出 6 种受肥胖影响较大的癌症：食道癌、胰腺癌、直肠癌、子宫癌、肾癌、更年期乳腺癌。癌症死亡的 14% 男性和 20% 女性与肥胖有关，相对于正常重量的男性和女性，肥胖男女死于癌症的可能性提高了 52% 和 62%。

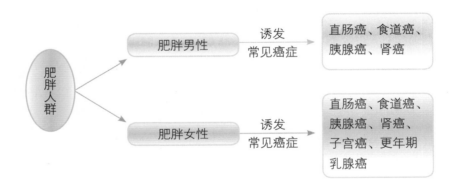

　　究竟肥胖和癌症之间有什么关联呢？

　　研究结果表明，肥胖诱发癌症病发是多方面的，但其中最重要的一点是脂肪对人体激素平衡的影响。肥胖者多患高血压，内分泌激素常会紊乱，对女性而言脂肪细胞释放的雌性激素将增加女性患乳腺癌的概率；腰部脂肪细胞促使人体产生生长激素，就会增加罹患食道癌的危险。专家建议，**关于防癌对策中最重要一条就是"合理膳食，把控制体重变成一种良好的生活习惯，应尽可能保持苗条身材"**。

4. 肥胖引发关节病变

　　由于现代人的生活水平逐渐提高，饮食结构也随之发生改变，造成当今社会的肥胖者越来越多，因为肥胖引发的身体疾病也变得非常多，肥胖导致骨关节疾病就是其中的一个例子。肥胖对人体关节有很大挑战，在中国有四分之一以上患有骨关节疾病的人都存在肥胖问题。

　　成人肥胖引发的骨关节疾病，可以发生在任何骨关节，但比较容易发生在膝盖、脊柱和足部的骨性关节，也尤为严重，并会伴随疼痛、活动僵硬不灵活、关节畸形等症状。肥胖儿童的骨关节疾病多为髋内翻、膝外翻、股骨骨骺滑脱；50 岁以上的肥胖者更容易发生骨折。

　　肥胖容易引发 3 种关节疾病：骨性关节炎、糖尿病性骨关节病、痛风性骨关节病。其中骨性关节炎病发最多，危害也最大，主要影响到膝

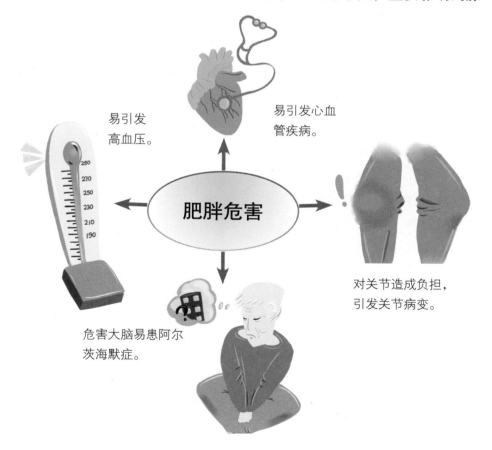

易引发高血压。

易引发心血管疾病。

肥胖危害

对关节造成负担，引发关节病变。

危害大脑易患阿尔茨海默症。

关节，也会影响到髋关节和手指关节等。骨性关节炎大多发生在可活动关节，是一种慢性关节疾病，表现为关节面软骨的退化与磨损，以及形成关节面上的骨刺和骨囊肿等。肥胖者患骨性关节炎概率比普通人高十几倍，而且女性患骨性关节炎的概率要高于男性。

容易腰腿疼是肥胖引起的另一常见症状，因为肥胖导致腹部重量增加，使身体的重心前移，引起骨盆、腰椎前倾、弯曲，椎间盘受力不均匀，造成脊椎神经末端受刺激。

在这里，希望大家对肥胖引起的骨关节疾病有所了解，同时也要提醒大家，日常生活当中养成良好的生活习惯，保持营养的均衡摄入，才是防止肥胖发生的关键。

5. 肥胖给孕妇和胎儿带来危机

孕前肥胖

女性身体所含脂肪量占 22%～25% 为正常，当这个标准百分比降至 19% 以下，就会因为脂肪含量少而不容易排卵，导致不孕。但是，如果过于肥胖，同样会导致不排卵，也会引起不孕。

孕前就相对肥胖的女性一定要提起注意，这会对宝宝的优生优育造成一定的影响。孕前肥胖的女性容易导致妊娠性糖尿病、高血压、静脉血管栓塞症、静脉炎、贫血、肾炎、妊娠周数超过 42 周、分娩时宫缩无力发生难产，剖宫产的概率也会增大。孕前肥胖，还容易引发新陈代谢异常，导致胚胎的神经系统发育出现畸变，生出神经管畸形儿的概率是体重正常者的 2 倍；胎儿脊柱裂的危险是体重正常者的 3 倍；更容易出现胎儿先天性心脏缺陷。另外，还包括肛门、四肢、膈膜和肚脐等与母亲怀孕前肥胖有关的新生儿先天缺陷。

一项新的研究显示，同体重正常的夫妇相比，夫妻都肥胖怀孕会较困难，特别是对那些想要孩子已经有一段时间，但还没有成功怀孕的夫妻来说，瘦身会有很大帮助。

孕期肥胖

怀孕期间的准妈妈，需要摄取高于自身基础热量 837~1255 千焦才能保证提供给婴儿所需的营养成分。一般情况，怀孕期间女性的体重都会增加，这其中也包括了胎儿、羊水、胎盘的重量（约 4 千克），还有怀孕期间子宫及乳房的增大、水分额外滞留与皮下脂肪沉积的重量等。整个孕期，让平均体重保持在增加 10～12 千克是健康合理的。如果孕期体重超重，生产过程发生难产、须剖宫产的概率都会增加；生神经管畸形儿的概率是体重正常者的 4 倍；也会提高胎儿发生巨婴症、出生后低血糖的风险。

最好在怀孕前瘦身

建议女性瘦身最好在怀孕前进行，通过规律运动，摄取低糖、低盐、低油、高纤维的饮食，双管齐下，以每周减少 0.5～1 千克为目标。若怀孕时体重仍超过标准范围，则不建议在孕期中继续瘦身，只要严格地控制体重增加速度即可。

瘦身最好在怀孕前，摄取低糖、低盐、低油、高纤维的饮食；不建议在孕期中继续瘦身，只要严格地控制体重增加速度即可。

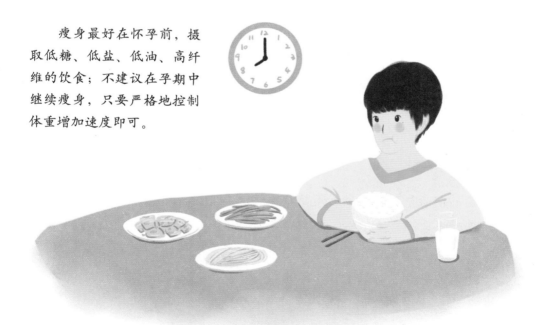

十种肥胖体质类型

你知道自己属于哪种肥胖体质类型吗？俗话说，知己知彼百战百胜，想要瘦身成功，首先要清楚自己的肥胖类型，因为不同肥胖类型形成的原因不一样，所以瘦身的方式也是不一样的。一般来说，肥胖可以分为十种类型：水肿型肥胖、脂肪型肥胖、中年男士的"中广型"肥胖、"梨型"肥胖、产后肥胖、更年期女性肥胖、压力激素导致的肥胖、久坐上班族肥胖、逢年过节饮食型肥胖、"不会睡""睡不好"导致的肥胖。

其实，所有类型肥胖的产生都是有原因的，其中不排除遗传性肥胖，但主要还是因为后天饮食生活不合理导致的。可以通过下面的小测试，来检测一下是哪些不健康的习惯让肥胖找上你。

【小测试】A～F类中，回答"是"最多的就是你属于的那一类，如果出现两种一样多，那你就是这两种的集合体了。

A类

○不在意吃东西的量，常常吃什么就全吃光
○对于自己喜欢的食物吃起来不加节制
○在购买食物时，只考虑自己的口味喜好，不考虑营养价值和热量
○喜欢多油、多盐的重口味食物
○喜欢吃甜腻的奶制品
○经常和朋友在外面聚餐
○经常边吃零食边工作或学习

B 类

○三餐不定时，经常不吃早餐

○经常吃很丰盛的晚餐

○吃饭速度快

○经常为了吃找各种借口

○走极端，爱节食瘦身，偶尔过量饮食就会自责、难挨

C 类

○情绪焦躁不安时喜欢吃很多东西

○一个人独处时经常感到寂寞、失落

○日常生活中经常处于萎靡不振或者焦躁不安的状态

○经常被人说吃得太多

○经常出现像"热锅上蚂蚁一样"想吃东西的情况

○只要一吃东西就停不住嘴

D 类

○对任何体育活动都不感兴趣

○不喜欢做家务

○能躺就不坐、能坐就不站

○能坐车就不步行、能坐电梯就不爬楼梯

○不管什么情况走路都比别人慢

E 类

○从小到现在一直偏食

○从小就是小胖子

○青春期后开始发胖

○爸爸或妈妈都比较胖

○性格活泼开朗但是不爱运动

F 类

○喜欢咖啡、红茶等罐装饮料

○喜欢吃比较咸的食物

○喜欢用比较热的水洗澡，而且洗澡速度快

○有激素分泌失调或神经失调症

○不爱出汗，体质偏寒

【测试分析】

A 类：吃得多，进食过量

合理控制饮食是关键，可以在饭前吃一个水果或喝一大杯水，能有效地使你减少进食。

充分认识到热量的积累对你的威胁。

B 类：饮食不科学

学会计算食物中的热量，重新安排自己的饮食计划，细嚼慢咽，多吃粗粮和蔬菜。

C 类：通过食物发泄负面情绪

要学会调节自己的情绪，可以通过听音乐、读书、旅行、冥想等多吸收正能量。

D 类：不爱运动，太懒惰

运动是瘦身最好的催化剂，每天散步 1 小时，让脂肪燃烧开始启动吧！

E 类：遗传了爸爸妈妈的胖

科学显示肥胖是有遗传性的，但是不要灰心，合理的饮食加上适量的运动，有耐心，一定会瘦身的。

F 类：身体的新陈代谢不足

如果身体的代谢不足，会导致水分和脂肪的堆积，引发肥胖。

1. 水肿型肥胖

水肿型肥胖更容易出现在女性身上，可以说是无处不在。水肿型肥胖，身体上的肉摸起来有点像棉花糖一样，软软的，而肌肉摸起来的感觉是紧实且富有弹性的。如果不及时排除，往往会越积越深，形成恶性循环，成为肥胖。

可以用一些简单的方法来测试自己是不是水肿型肥胖。早上起来后，双手握拳，感受下手指间是否有肿胀感，如果是那就是水肿型肥胖了；或者捏下自己腰部的肉，如果是软软的那就是水肿型肥胖。

水肿型肥胖者体质偏寒，寒性食物摄取过多而优质蛋白摄取不足，造成心肾功能不良，引发基础代谢率变差，身体消化系统操作功能不足，使身体多余水分无法排除而累积在体内。另外，注意喝水要足量但是不要过量。

2. 脂肪型肥胖

脂肪型肥胖的人全身各部位都会有脂肪囤积，而且肌肉会比较松弛，如果用手捏最胖的部位，都能整块捏起来。每个人多少都会存在些水肿，在瘦身的过程中先去掉水肿，然后再对付真正的脂肪。导致脂肪型肥胖的有两大主要因素：一是过多摄入淀粉类主食；二是完全不爱运动。

一日三餐按照"彩虹饮食原则"搭配，有意识地多摄取低卡、低糖、零脂、高纤维食材，杜绝零食、饮料，多吃新鲜时蔬，或者饭前吃一个苹果、黄瓜，能增加饱腹感，有助于降低食量。同时，还要配合运动燃烧全身脂肪，效果显著。

▌Tips
▌健康饮食小贴士

水肿型肥胖者要注意饮食调节：少吃让体质偏寒的食物；尽量不生吃；不喝冰饮；晚上九点后要注意控制喝水量；多吃鱼、肉、豆、蛋、奶等富含优质蛋白质的食物；多泡澡、泡脚。

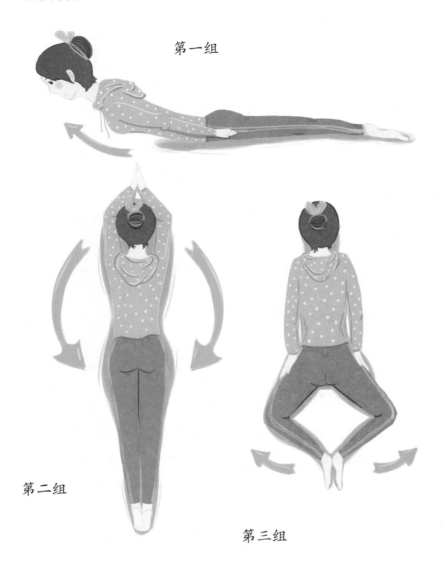

第一组

第二组

第三组

辅助瘦身
小诀窍

地板上游泳 燃烧全身脂肪

第一组：趴在地板上，双手自然贴放在身体两侧，运用腰部力量，让上半身尽量抬起。

第二组：模仿在水中手臂的划水动作，曲肘使双臂慢慢举向头顶，在头顶轻击双掌，然后再展开回归身体两侧。

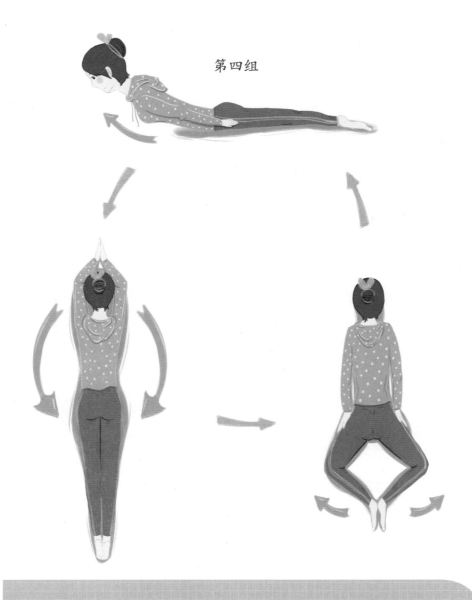

第四组

第三组：两脚紧贴，两膝分开向两侧弯曲，模仿踩水动作，然后打开双脚尽量往两侧伸展。

第四组：将前三组连贯完成，在地板上完成一套游泳动作。

*从每组重复动作10次开始，等身体逐渐适应运动节奏，逐步增加运动次数，每天运动时间控制在半小时以内，重在坚持。

3. "中广型"肥胖

当男性腰围大于85cm，女性腰围大于80cm时，应视为"中广型"肥胖，因为腰腹部过胖，状似苹果，也称为"苹果型"肥胖。这种肥胖类型人群中40岁至50岁的中年男性尤为突出，所以也可以称为"男性型肥胖"。很多男性在婚后或者步入中年后对身材不太在意，认为发福是很正常的事情，加上社会对于男性身材没有对女性那么苛刻，也加剧了男性肥胖人数的增加。据医学统计，肥胖者每瘦下1kg，寿命就能增加4个月，而作为家庭支柱的男性，为了自己更为了家人，必须瘦身。

"中广型"肥胖按照肥胖体型的显现，可以分成上层、中层、下层三种肥胖。

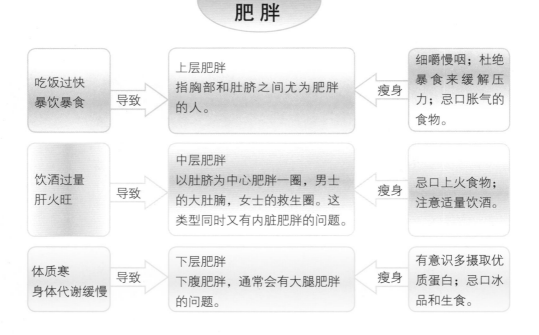

中广型肥胖

吃饭过快 暴饮暴食	→导致→ **上层肥胖** 指胸部和肚脐之间尤为肥胖的人。	→瘦身→ 细嚼慢咽；杜绝暴食来缓解压力；忌口胀气的食物。
饮酒过量 肝火旺	→导致→ **中层肥胖** 以肚脐为中心肥胖一圈，男士的大肚腩，女士的救生圈。这类型同时又有内脏肥胖的问题。	→瘦身→ 忌口上火食物；注意适量饮酒。
体质寒 身体代谢缓慢	→导致→ **下层肥胖** 下腹肥胖，通常会有大腿肥胖的问题。	→瘦身→ 有意识多摄取优质蛋白；忌口冰品和生食。

4. "梨型"肥胖

　　"梨型"肥胖的人臀部及大腿脂肪过多，也就是说脂肪主要沉积在臀部及大腿根部，上半身不胖下半身胖，整体看起来像一只梨一样。"梨型"肥胖多见于成年女性，所以经常会听到女人们抱怨腿粗、屁股大，事实上是与女性体内雌性激素的分泌密切相关。因为女性需要孕育生命，而圆润的脂肪组织恰好能形成一个柔软安全的保护膜，所以一旦发胖，下半身就会快速地反映出来。

　　如果不注意控制饮食，特别是爱吃脂肪类和糖类食物，很容易摄取热量超标，再加上现代人普遍的零运动量，多余热量转换成的脂肪没被分解，就会在臀部、腿部贮存起来，变成"梨型"身材。"梨型"肥胖的人对油炸食品、甜点比较执着，但是因为"梨型"肥胖者的基础代谢率低，属于易胖体质，吃下的油脂特别容易囤积。所以，要严格控制饮食。主食可以用五大低卡食物代替；肉类控制在1天1次即可；油炸食品都是瘦身大忌；尽量避免早餐吃三明治。多吃鱼类、贝类或者豆类制品补充营养，油类则以橄榄油或者芝麻油作为替代，并谨守"1餐1小匙"的用油原则。

　　"梨型"肥胖的人囤积在下半身的脂肪比较顽固，除严格控制脂肪摄取量以外，配合臀部、大腿、小腿肚等局部运动的锻炼，瘦身会更有效果，但由于下半身肥胖，大部分人都不爱运动，所以改变日常生活习惯带动运动是不错的方式。如：有楼梯的地方就爬楼梯、做些简单的运动。

辅助瘦身小诀窍

按照"743原则"做有氧运动

　　有氧运动是"中广型""梨型"肥胖瘦身最有效的方式，瘦身运动时按照"743原则"，即一周（7天）运动4次，每次30分钟以上。中低强度有氧运动交替进行，在消耗脂肪的同时有助于收紧松弛的肌肤。比如：慢跑2分钟后可以步行2分钟。

辅助瘦身小诀窍

教你几招瘦臀美腿

1.在床上骑自行车：仰躺，手肘弯曲90度，用手掌撑在腰部两侧，双腿尽量向上抬高，朝正上方做踩脚踏车的圆弧形运动。

2.上楼梯时抬起脚跟，用腿部承重，可以有效消除大腿内侧和臀部赘肉。

3.脚尖朝前，双脚打开与肩同宽站立，两手各拿一瓶矿泉水，数5个数后向下慢慢蹲成马步，数10个数；然后夹紧臀部慢慢起身直至站立。

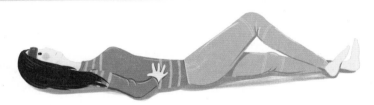

1.在床上骑自行车

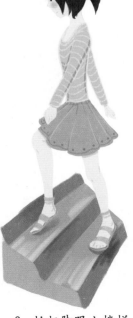

2.抬起脚跟上楼梯

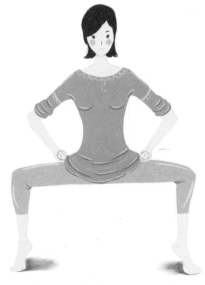

3.蹲马步

5. 产后肥胖

很多女性都认为产后肥胖是不可控制的事情，生完宝宝后走样的身材让很多现代女性选择做"不婚族"、"丁克族"，认为只要不怀孕、不生宝宝就能一直保持苗条的身材。其实，在怀孕期间平均体重保持在增加 10~12 千克范围内是健康合理的，而在生完宝宝后，只要能在 12 个月内进行调整饮食、合理运动等，一定能够达到瘦身效果的。其实，孕育宝宝与肥胖并不一定成正比，弄清产后肥胖原因，找到预防产后肥胖的办法，你也可以做一个好身材的孕妈。

测算是否产后肥胖

产后 6 周 ~6 个月体重（kg）/ 孕前体重（kg）	< 1.1 正常增重 比较容易恢复好身材
	> 1.1 产后肥胖 需要努力瘦身恢复好身材

生理结构和饮食习惯变化是产后肥胖的两个主要原因，所以在坐月子的时候就要注意膳食结构，有效进行营养搭配。

● **生理结构的变化**

胎儿、胎盘和羊水是怀孕期间女性体重增加的重要原因，同时还有母体内分泌的改变：女性脂肪会随着动情素的增加而增加；黄体素上升；为了哺乳而产生更多的泌乳素等。

孕妇在孕期体重会增加 10~12 千克，其中有 7 千克的脂肪细胞，然而生完宝宝后失掉大量水分，妈妈体内就会囤积 7 千克的脂肪，如果此时不及时适当地瘦身，这些脂肪将一辈子跟随你。

● **饮食习惯的变化**

怀孕期间：遵循"一个人吃两个人补"的观念，孕妈妈们会为了让宝宝更多地吸收营养成分，尽量地吃很多补品，但是妈妈们确定都补对了吗？医生建议，怀孕期间需要比自身基础热量多摄取 837~1255 千焦来保证提供给婴儿所需的营养成分。如果只是一味盲目进补，吃进去的更多热量胖到了母体上，产后妈妈的瘦身过程也会更辛苦、难度更高，而婴儿却未必能吸收全部的营养成分，并且过多地进补也会造成巨婴的产生，影响生产。

产后月子期： 因为过去人们生活贫困，很难吃上一次肉，再加上医疗技术不发达，产后失血造成身体虚弱，所以中国传统的坐月子习惯，就会为产妇炖鸡、猪蹄或者高热量的内脏等，多油、多脂肪地进补。但是，这种油腻的食物并不是科学的月子进补餐，也早已不适合现在人的饮食结构。

随着生活水平的提高，现代人的饮食大多都属于热量过剩，如果在月子期间不按照均衡营养合理饮食，仍然一味地进补热量，必然会造成产后肥胖。所以，产后坐月子时，反而要加强纤维素的摄取，以帮助排便、解除便秘，恢复窈窕的身材。

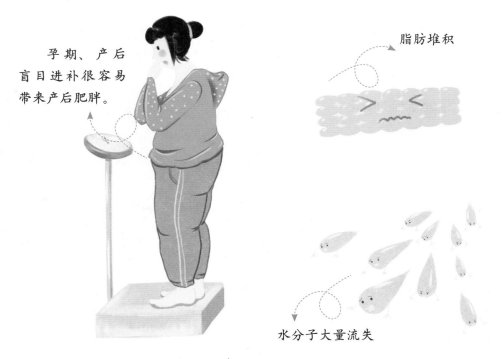

孕期、产后盲目进补很容易带来产后肥胖。

脂肪堆积

水分子大量流失

6. 更年期女性肥胖

90% 以上的中年女性都是在更年期后开始肥胖的，很多更年期发胖的女性都很诧异：自己吃得并不多，为什么身材却越来越臃肿呢？更年期肥胖，不仅仅是吃多少的问题，也跟生理变化密切相关。

更年期肥胖三大主因

● 激素分泌减少

女性进入更年期后，卵巢功能退化导致激素分泌减少，造成体内脂肪重新分布，也许之前只是稍微有点小肚腩，停经后就容易变成"梨型"身材，渐渐失去女性特有的曼妙曲线。

● 雌性激素分泌减少

更年期女性停经后，雌性激素分泌减少，引发味觉的改变导致食欲大增。雌性激素分泌减少，身体对营养的需求相对减少，如不注意节制饮食，那些油脂高、盐分高、热量高的食物就源源不断地被送进身体，形成肥胖，腰腹部、臀部脂肪堆积更为明显。

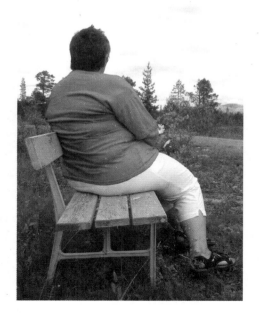

● 基础代谢降低

人体组织的细胞在中年以后会逐渐减少，热量的消耗也相应减少，所以基础代谢就会降低，同样是消耗167千焦的热量，青年时期可能散步半个小时就能消耗掉；但是进入更年期后，可能一整天都难以消耗。

更年期是中年向老年过渡的时期，此时应该多学习更年期的保健知识，注意合理安排生活节奏，保持愉悦的心情，顺利地度过更年期。

7. 25 岁后容易出现压力型肥胖

只升不降的楼价、升职加薪、人际交往、结婚生子、养育孩子……纵观现代人的生活，处处都有压力的来源。适当的压力是生活的动力，但是一旦压力过重，不仅带来心理负担，也会造成肥胖。据不完全统计，女性 25 岁后、男性 30 岁后很容易出现压力型肥胖。对于女性来说，婚姻、职场、生育问题加上生理周期，使她们的心理更容易波动，出现压力型肥胖的年龄低于男性。

压力型肥胖三部曲

● **第一：预警**

当有压力出现时，交感神经会变得活跃，会分泌增大食欲的"儿茶酚胺"肾上腺皮质激素，但又因为压力阻碍了胃酸的分泌，会让人觉得没有什么胃口，所以这个阶段及时调整好，不会肥胖。

● **第二：吸收**

如果刚出现压力时没有调整好心态，就会让副交感神经占上风，促进胃酸的分泌，在"儿茶酚胺"肾上腺皮质激素影响下，增大的食欲就很难控制，吃进去的热量就被身体吸收贮存。

● **第三：肥胖**

当进入第三阶段，就变成了恶性循环，因压力变得暴饮暴食，导致激素平衡混乱，身体代谢缓慢，体内的毒素、多余水分、废物等囤积，导致肥胖。

十种缓解压力的好办法

❶ 多吃富含纤维素食物

压力过大会抑制肠胃蠕动，容易产生便秘，所以多吃富含纤维素的蔬果和高纤维谷物，有助于排毒清宿便，缓解压力，有利于瘦身。

❷ 多吃富含维生素食物

维生素能够安稳神经，调节内分泌，促进体内代谢。当感觉自己压力大时，多吃些富含维生素 B 和维生素 C 的食物。

❸ 多喝水排毒素

人体在生气或者感到恐惧时就会分泌一种肾上腺素，使人情绪低落、无精打采，而多喝水可以缓解情绪，帮助身体排出毒素。同时，多喝水有利于润肠通便，告别小肚子。

❹ 多做家务分散注意力

洗碗、拖地、擦玻璃，经常做这些家务不仅可以促进全身血液循环，帮助燃烧脂肪，而且能转移注意力，让工作中的烦恼一扫而光。

❺ 逛街愉悦身心

当工作中的压力让你心情焦躁、烦闷，就约三五好友去血拼吧，不仅能通过长时间走路消耗热量，购物的乐趣更能愉悦心情。

❻ 饱饱地睡一觉

充足的睡眠可以很好地缓解压力、恢复体力，而且好的睡眠有助于身体的新陈代谢，帮助加速燃烧脂肪。

❼ 练习瑜伽舒缓身体

从瑜伽的动作不难看出，这是一项可以让人心平气和的运动。当压力过大心烦气躁时，可以练 30 分钟左右瑜伽，不仅帮助稳定情绪，而且可以让身体柔软纤细。

❽ 慢跑半小时瘦身减压

有氧运动有助于心情的疏导，负能量随呼吸排出体外。慢跑 30 分钟以上不仅缓解压力，而且能够燃脂瘦身。

❾ 按摩放松肌肉

按摩可以放松肌肉，释放压力。全身按摩可以让身体曲线更优美；睡前的脸部按摩可以促进脸部血液循环，有助于瘦脸。

❿ 唱歌宣泄积压情绪

唱歌可以把郁积于胸的压力"吼"出来，而且唱歌能够训练腹部肌肉，让松弛赘肉变紧致。

8. 久坐上班族肥胖

胖和瘦无所谓好坏，只要有一个积极乐观的心态就好，但是当肥胖已经影响到人们的健康，影响到工作和日常生活的时候，那肯定是需要改变的。肥胖不是一天形成的，是长期不良的生活习惯累积造成的。对于上班族这一群体来说，两大因素导致上班族想不胖都难。

上班久坐不爱动

一般上班族的工作形态大同小异，格子隔出的个人小空间，有事情就用电话、网络进行交流，更严重的是即使跟对面同事商议事情，也是坐在电脑前用 QQ 交流，却不愿站起来面对面说话沟通，然后吃完午饭就趴在座位上睡午觉。本来就少之又少的运动量几乎被压缩为零，而长时间窝在座位上不运动，最容易造成"中广型"、"梨型"肥胖。

其实，上班期间有意识地做些简单的运动就可以，比如：工作间隙可以做几个伸展动作，活络筋骨，促进血液循环；午饭后不要马上就趴下午睡，可以在办公室外散散步消消食；上下班或者外出时，尽量多走路、多爬楼梯，都是不错的选择。

吃饭白天马虎晚上丰富

上班族一日三餐不规律是很常见的事情。早上为了赶时间往往就在上班路上随意解决或者干脆不吃；午饭大多就是叫外卖、快餐盒饭，基本上以填饱肚子为原则。由于白天的饮食比较随意，所以很多人下班回家会准备丰富的晚餐犒劳自己的胃。另外，还有不少上班族晚上应酬较多，吃喝很难控制。这些不合理的营养结构，给身体埋下了极大的隐患。

在有限的条件内尽可能保持营养平衡，即使是快餐盒饭也要慎重挑选配菜，尽量不要选择过于辛辣、油腻、含糖量高的套餐。晚餐可以适当补充一下白天摄取不足的营养素，但是要避免油炸食物、啤酒、淀粉含量高的食物，更不要吃得过饱，睡前 3 小时就不要再吃东西了。

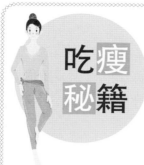

吃瘦秘籍

学会搭配"外卖餐"

外卖、套餐

有益于瘦身的套餐要点：①主菜尽量选择含油量少的食物，避免油炸食物。②主食要控制量。③配菜最好选择多种时蔬搭配，生食。

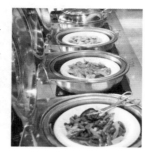

油炸快餐

配餐中避免选择油炸食品，如薯条、鸡翅、鸡块等，多添加蔬菜色拉。

汉堡 1 个	2192 千焦
薯条 1 小份	920 千焦
炸鸡腿一个	1075 千焦

各色小吃

吃汤面时尽量少喝汤，汤上层浮油要捞掉，最好让老板多配些蔬菜在里面。尽量不要吃油煎面食，总之蒸的绝对比油煎的更健康、更有利于瘦身！

| 牛肉面 1 碗 | 1966 千焦 |
| 水煎包 2 个 | 1067 千焦 |

配餐饮料

午餐时配一杯奶茶或者其他饮料可是瘦身大忌，尽量选择喝矿泉水。

| 一杯奶茶 | 1464 千焦 |

薯条（小薯）920 千焦 ▸

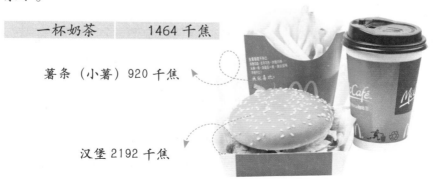

汉堡 2192 千焦

9. 逢年过节饮食型肥胖

俗话说"逢年过节胖三斤",除了加大了食量,更主要的是因为年节期间饮食高脂、高糖、高热量,过多的热量又转换成脂肪囤积在身体里。但是,只要掌握瘦身窍门,就可以轻松摆脱过节肥胖。

好好吃早饭奠定全天的热量基础

不吃早饭,午饭狂吃,然后午睡,这是日本相扑运动员增重的方法。如果你也是一觉睡到日上三竿才起床,跳过早饭吃午饭,你不胖谁胖呢?

不要用点心填肚子

春节期间,家家都会摆上各种点心招待客人,比如各种小蛋糕、桃酥,都是些高糖、高热量的,如果闲来无事坐在那儿就不停地吃,一定是会热量超标的。

控制主食多吃蔬菜

聚餐时高脂肪的肉类会很多,往往还没到上主食就已经吃饱了,这样饮食会让大量的脂肪被吸收,胆固醇摄入过多。所以,餐前可以先吃点粗粮垫底,就餐过程中要多吃蔬菜少吃肉。

多吃水果少喝酒

喝酒也是导致人发胖的原因。啤酒、白酒、红酒中每 100 毫升热量含量白酒最高,啤酒最低,但是不意味着只喝啤酒就不用担心发胖,因为啤酒中含有不少糖分,如果过多摄入,多余糖分会转化为脂肪储存在肝脏等地,最终导致肥胖。

白酒是纯热能食物,酒精含量高,对机体组织器官有直接毒害作用,影响脂肪代谢,易造成酒精性肝炎、高甘油三酯血症。只喝酒不吃菜肝脏更遭殃,酒的纯度越高越要在饮酒过程中多吃些动物性蛋白质丰富的菜。

葡萄酒是唯一的碱性酒精性饮品，含有少量维生素和矿物质，可以中和米面类主食、大鱼大肉等酸性食物，降血脂和胆固醇，对人体有不同程度的补益。葡萄酒的酒精含量一般在 8%~12%，一定要喝酒时，建议选择葡萄酒，但是瘦身期间不宜大量饮用，控制在每天 250 毫升为佳。糖尿病和严重溃疡病患者不宜饮葡萄酒。

酒类	热量含量
啤酒	159 千焦 /100 毫升
白酒	1247 千焦 /100 毫升
红酒	310 千焦 /100 毫升

10. "不会睡"、"睡不好"导致的肥胖

现在，因为工作需要、各种压力、爱过夜生活等原因，导致睡眠不足和睡眠质量差的人很多，长此以往不仅打乱身体机能的健康运行，使人精神疲惫，也会让人皮肤暗淡无光泽，而且生理时钟的紊乱影响了"瘦素"分泌，很容易造成肥胖。

所谓"瘦素"，是指人体本身自然分泌的生长激素（即 HGH），可以帮助加速体内脂肪的燃烧。HGH 在晚上睡眠时间 11：00~ 凌晨 2：00 分泌最多，特别是在入睡一个半小时后最旺盛。虽然在睡眠时身体机能运行缓慢，但是贮存在体内的热量仍然不断消耗，新陈代谢仍会持续进行。人体越年轻健康,细胞的代谢功能就越强,睡眠状态时消耗的热量就越多,所以睡得好才更能瘦身。

睡得好是要保证充足的睡眠时间和好的睡眠质量，自测一下你会睡觉吗。

Tips
健康饮食小贴士

酒后多吃些水果，不仅可以中和酸性，又能补充维生素 C、维生素 E 和微量元素硒等重要的抗氧化剂，而且水果中的糖分能促使酒精在体内燃烧，进而减少对肝脏的伤害。

充足的睡眠时间：

不同年龄段所需睡眠时间也不同。青少年平均需要 9 个小时；成人良好的睡眠时间应保证在 6 个小时至 7 个半小时之间，不超过 8 小时；老年人需要得更少。睡眠不足会妨碍生长激素的分泌影响瘦身，但是如果睡眠时间过长甚至超过 10 个小时，就会增加血液黏稠度，容易诱发心脑血管疾病。

保证睡得好，除了要有正常的作息时间，还要"吃好"，从饮食上调整达到瘦身效果。最好 7 点半前解决晚饭，这样就不会因为肠胃负担影响睡眠，而且晚饭要控制食量，吃得太饱不容易入睡。睡前可以喝点小米粥、温牛奶，吃几颗枣，都有助于安眠而且不会发胖。

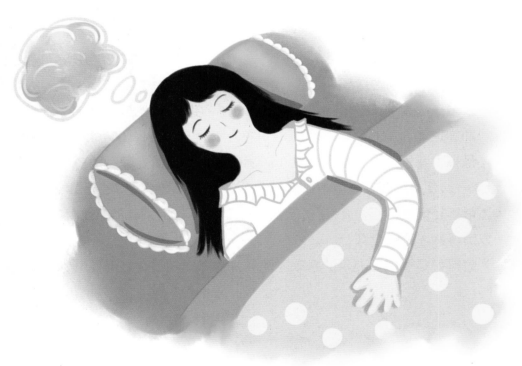

好的睡眠质量标准：

①在 10 ～ 20 分钟内入睡。②一觉到天亮，睡眠时无噩梦。

③偶尔醒来又能在 5 分钟内入睡。④睡眠时做梦但早上会很快忘记。

⑤早上起床神清气爽，精力充沛。

餐前先念六条瘦身小魔咒

1.魔咒一：每餐必搭七大营养素

人体的生长发育和日常生活都需要营养素来提供能量，水、蛋白质、脂肪、碳水化合物、维生素、矿物质和膳食纤维是人体所需的七大营养素。瘦身期间，科学合理的饮食、营养均衡很重要。控制热量的前提是必须保证身体新陈代谢所需能量的来源，如果能量不足，代谢就会减慢，脂肪没有消耗的动力，达不到瘦身的效果。同时，饮食摄入的营养不能满足身体需要的营养，瘦身的过程中就会出现肤色差、贫血、情绪暴躁等问题，更加阻碍瘦身的进程。

● 水是维持生命的必需物质。

多喝水能溶解肠道内水溶性的毒素，缩短粪便在肠道内的停留时间，以此达到排毒瘦身的效果。正常人每天需要的水约为3000毫升（除去食物中的水外，每天需要补充水约2000毫升）。

● 喝水要找准三个黄金时间：

早晨起床后：人在一夜的休息后，身体的水分流失很多，急需补水。早晨喝水，有利于冲刷肠胃内残留的废物。

下午3点：中医认为，这个时间是膀胱经活跃的时间，所以应该多喝水。

晚上9点：此时，免疫系统非常活跃，是人体恢复免疫系统功能、再造细胞的黄金时段，及时补充水分很重要。

● **蛋白质是生命的基础物质，没有蛋白质就没有生命。**

蛋白质缺乏将使未成年人生长发育停滞、智力发育迟缓；导致成年人贫血、骨质疏松、机体免疫力下降等。肉、蛋、奶、豆类含丰富优质蛋白质，是每日必须提供的。但同时要注意蛋白质不要摄取过量，尤其是动物蛋白，否则会对身体造成伤害。

成年人每天摄取蛋白质标准是每千克体重需要 0.8 克的蛋白质。

比如：某人体重 50kg，他一天所需要摄取的蛋白质的量就是 50×0.8，即每天大约需要 40g 的蛋白质。

● **油、脂肪、类脂总称为脂类。**

食物中的脂肪在肠胃中消化吸收后，大部分又再度转变为脂肪，瘦身其实就是消除脂肪。所以，在平时饮食中多摄取可以消除脂肪的食物，比如黄豆、苹果、冬菇，既可以饱口福又可以减肥。

● **碳水化合物是维持大脑功能必需的能源。**

碳水化合物是维持大脑功能必需的能源，广泛存在于米、面、薯类、豆类、各种杂粮中。碳水化合物摄取不足会导致全身无力、低血糖、头晕、

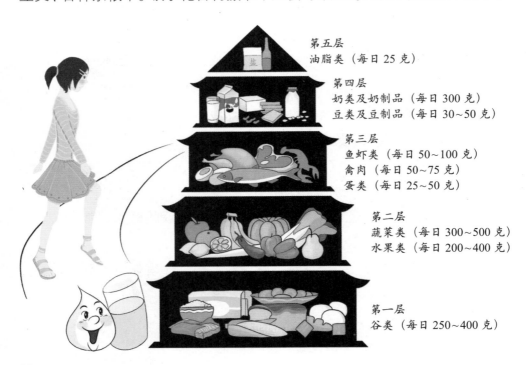

第五层
油脂类（每日 25 克）

第四层
奶类及奶制品（每日 300 克）
豆类及豆制品（每日 30~50 克）

第三层
鱼虾类（每日 50~100 克）
禽肉（每日 50~75 克）
蛋类（每日 25~50 克）

第二层
蔬菜类（每日 300~500 克）
水果类（每日 200~400 克）

第一层
谷类（每日 250~400 克）

心悸等，而摄取过量又会转换成脂肪贮存在体内导致肥胖，引发高血脂、糖尿病等，所以每天摄取 50～100 克即可。

● **维生素是保持人体健康的重要活性物质。**

维生素在体内的含量很少，但不可或缺。如果为了瘦身食物摄取单一，身体所需维生素含量不足，体质就会变弱、容易感冒。

● **矿物质必须从食物和饮水中摄取。**

矿物质必须从食物和饮用水中摄取。钙、磷、镁、钾、钠、硫、氯是人体必需的 7 种矿物质。每天都有一定数量的矿物质，在新陈代谢过程中，通过粪便、尿液、汗液、头发等排出体外，因此必须通过饮食予以补充。

● **膳食纤维在保持消化系统健康上扮演重要角色。**

膳食纤维分为可溶性膳食纤维和非可溶性膳食纤维，能够快速排泄胆固醇，让血液中的血糖和胆固醇控制在最理想的水平 。美国防癌协会推荐标准为每人每天摄取膳食纤维量为 30～40g。

2. 魔咒二：三餐定时 早饭必吃

瘦身的过程中一定要好好吃早餐，因为早饭是一日三餐中最不容易转化成脂肪的一餐。合理安排一日三餐，最好达到早饭高热量、午饭中热量、晚饭低热量，达到 3：2：1 的比例，这样可以让全天的热量均衡。如果两餐合并为一餐，一下子摄取过高的热量不容易消耗，就会转换成脂肪囤积在体内。

建议起床后空腹喝一杯蜂蜜水和吃一个苹果，有助于清理肠胃，长时间坚持会让你不便秘也不长斑。如果你特别爱吃高热量、高脂肪的食物，比如巧克力、肉类，可以选在早上吃，这样可以保证在体力最旺盛的时间内消耗掉。每周选两天晚上只喝酸奶，可以巩固瘦身效果。

健康早餐的营养法则

● 先空腹喝一杯温开水

早上起床后应该空腹状态下立即饮用 150~250 毫升温开水，既可以补充生理性缺水，又能起到洗涤人体内脏的作用，有利于排毒。

● 进餐时间宜早

早餐能在 7 点起床后的 20~30 分钟内吃最佳，此时人的食欲最为旺盛，营养较容易被消化吸收。另外，早餐和午餐之间的间隔以 4~6 小时为宜。

● 保证热量供给

早餐食谱中各种营养素的量，一般占全天供给量的 25%~30%

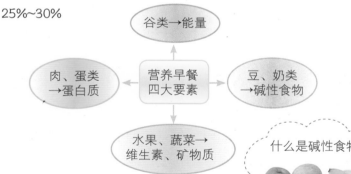

谷类→能量

肉、蛋类→蛋白质　　营养早餐四大要素　　豆、奶类→碱性食物

水果、蔬菜→维生素、矿物质

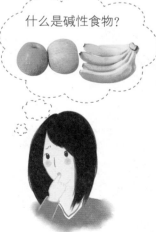

什么是碱性食物?

● 什么是碱性食物

含有钾、钠、钙、镁等矿物质较多的食物，在体内的最终代谢产物常呈碱性。常见的碱性食物有蔬菜、水果、奶类、豆类及其制品等。

3. 魔咒三：默数 30 下吞咽好习惯

人对吃饱的感知并非完全取决于胃，而是受到脑下丘的食欲中枢和饱食中枢控制，当食物由胃部消化吸收后进入血液，使血糖、脂肪酸、氨基酸等浓度上升，就会有"吃饱了"的感觉，大脑就会在这个时候发出停止进食的信号。

其实，是胃先于大脑感受到"饱"，胃与大脑之间有一种微妙的"反应时差"。如果吃饭时狼吞虎咽，在大脑还没有感知到血糖浓度变化发出停止进食信号前，你就已经吃了超出实际需要量很多的食物了。所以，俗话说"吃饭快容易胖"就是这个道理。

细嚼慢咽，每口饭咀嚼 30 下，放慢吃饭的速度，既有利于吸收食物中的营养成分，又能在吃饭的过程中达到瘦身的效果。或者，在吃饭前先喝点汤、吃点水果，缓解饥饿感，这样在进餐时就会弥补大脑和胃之间的"反应时差"，在胃部没有进食过量前，大脑就发出了停止进食信号，可以一边吃一边瘦身。

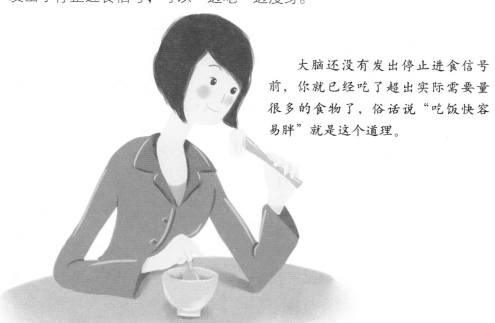

大脑还没有发出停止进食信号前，你就已经吃了超出实际需要量很多的食物了，俗话说"吃饭快容易胖"就是这个道理。

这些咀嚼的妙处你知道吗？

● **咀嚼 30 次的好习惯可以让你更聪明**

因为咀嚼运动，让血液运行活跃起来，源源不断地往脑部输送，加速脑部激素的分泌，让脑细胞之间的信息交换频繁起来，激发大脑才华。

● **咀嚼 30 次的好习惯可以让你远离癌症**

通过仔细咀嚼可以产生更多的唾液，唾液能够消除致癌物质所产生的超氧自由基，当唾液混合食物进入胃部未接触胃酸前，唾液的这种灭毒过程就会一直进行。因为消除致癌物质需要 30 秒，所以每口饭咀嚼30 次的频率最好。

● **咀嚼 30 次的好习惯可以让你没蛀牙**

口腔中的酸性环境是蛀牙滋生的温床，咀嚼产生的唾液可以中和口腔中的酸，让蛀牙菌无处生存，保护牙齿。

● **咀嚼 30 次的好习惯可以让你不吃药**

中医有"气是续命芝，津是延年药"之说，唾液可以提高身体的免疫功能，唾液中含有一种"上皮生长因子"蛋白质，具有创伤修复作用。好的咀嚼习惯，可以保证正常人每日分泌 1 到 1.5 升唾液，让身体更健康。

● **咀嚼 30 次的好习惯可以让你更年轻**

咀嚼可以刺激耳下腺分泌腮腺激素，足够的腮腺激素才能让脸部皮肤和血管保持弹性，让你看起来更年轻。

4. 魔咒四：超过七点半不再吃晚饭

营养均衡的饮食是瘦身的基础，有时间规律的一日三餐可以调节生理节奏，帮助身体养成良好的瘦身习惯。对于很多人来说，白天要面对繁忙的工作，晚上空闲，很容易导致晚饭过量，但是刺激肠胃蠕动的交感神经在白天时比较活跃，更容易让食物消化，而到了晚上是副交感神经活跃，这时候就比较容易储存营养，所以要避免深夜饮食，晚饭不要超过七点半为最佳，而且要以低脂肪易消化的食物为宜。

5. 魔咒五：绝不情绪化暴饮暴食

　　因为情绪波动而暴饮暴食，或者一遇到自己喜欢吃的东西就猛吃停不住，这都是特别不好的饮食习惯，进食过量直接的反应就是把胃撑大，导致越吃越多恶性循环，热量过剩必然造成肥胖。

　　如果你不想患上"暴食症"，当你控制不住自己的食欲时，可以按照下面的方式做一下！

　　1. 如果因为压力或者棘手的事情产生负面情绪，可以选择买件心仪很久的衣服、看场喜剧电影、做些一直很想做却还没来得及做的事情，通过这些来转移对负面情绪的注意力。

　　2. 有选择地吃些小零食，满足一下口腹之欲，进而缓解情绪。但切忌过量，点心类最好控制在 1255~1674 千焦为宜，如果超出基本热量，要辅助以运动来消耗。

　　3. 坚持每天 30 分钟有氧运动，可以让自己时刻保持好心情。

　　暴饮暴食直接的反应就是把胃撑大，导致越吃越多恶性循环。

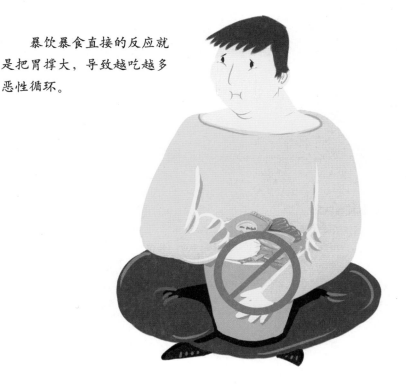

6. 魔咒六：拒绝"甜食缓压法"

很多人在身心疲惫时，喜欢吃巧克力、蛋糕，会感觉像大力水手吃了菠菜一样充满力量，而且内心溢满幸福感。糖的确有增加能量和改善心情的作用，尤其是忙碌过后或者压力过大时，补充一些像糖一样的碳水化合物能够让血糖升高、焕发精神，但同时也有肥胖的隐患。

当身体在分解糖分的同时却没有摄入纤维等其他物质，让你充满精力的血糖指数会在数小时后回落，这时你需要吃更多的糖来保持体力和精神状态，这样就变成了一个恶性循环。糖分会给我们生命活动提供必需的能量，但是摄取过多就会转化成脂肪贮存在体内，最后导致肥胖。

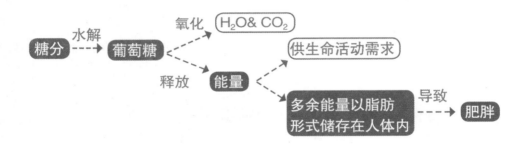

瘦身问答

Q：吃代糖真的能减肥吗？

A： 盲目相信以代糖替代糖类就可以减肥，是非常不科学的，因为我们的身体没那么好骗。由于身体"热量补偿"功能作怪，前一餐糖分吃不够下一餐就自动补足，会促使你吃得更多、更甜。如果不限制代糖的摄取量，一样会发胖。而长期食用代糖，会给身体带来负担，诱发各种健康问题。

启动 "解脂酶"
加速脂肪燃烧

久坐不运动会让体内促使脂肪分解的酶变得"懒惰",当体内的"解脂酶"停止活动时,脂肪将被送往身体组织贮存起来,整个身体的新陈代谢量也会随之减少,容易肥胖。养成运动习惯,启动身体内燃烧脂肪的酶,加速瘦身。

运动能够增强分解脂肪酶的活性,并且使分解脂肪酶的水平在运动过程中提高 3~4 倍,人体的糖分被大量地消耗,运动后大部分以脂肪作为能源供给,也就是说运动带来的燃脂效应不仅存在于运动的过程中,还存在于运动之后一段时间内。

低强度的有氧运动最利于瘦身

提到瘦身运动,很多人想到的就是大汗淋漓的跑步或者健身操,其实这样的运动远不如低强度有氧运动更利于瘦身。持续性的中低强度运动,不仅脂肪燃烧效果最佳,而且可以舒缓心情,让瘦身变得更快乐。

有氧运动:在运动中自言自语,如果可以呼吸顺畅地说出完整句子,说明目前处于有氧运动;如果是一句三喘气地说出一句话,那说明身体缺氧,需要调整运动强度。

如何测算低强度运动？

运动强度 = 最大运动心率 + 心跳训练带（即在适当运动强度下的合理心跳范围）

最大心率计算方法：220 - 实际年龄

心跳训练带计算方法：最大心率 ×60% ~ 85%。

例如：实际年龄 38 岁，计算最大心率应为：220 - 38=182(次 / 分钟)，心跳训练带为：$182 \times (0.6 \sim 0.85)$=109.2 ~ 154.7(次 / 分钟)

让自己当下运动中的最大心率和心跳训练带保持在计算后的数值，就说明你进行的运动属于低强度运动。

选择最佳运动时间 加速瘦身

每次运动一两个小时，但是一两个月才运动一次的方式是不利于瘦身的。因为脂肪的燃烧并非一蹴而就，需要长时间坚持，让脂肪燃烧酶充分活跃，自行建立脂肪燃烧系统，才能加速瘦身。

最有效的运动时间安排：

正餐后 1 小时：散步，1 小时以上；

正餐后 2 小时：慢跑，30 分钟以上；

早晨：以舒适的小量运动为主，有助于精力充沛地应对上午的工作；

下午或者晚间：可以稍微加大运动强度，不仅是对早晨运动的补充，同时有助于晚间的睡眠。

一次运动的时间本来就不长，不要时停时动，让整个运动保持在恒速的状态，早晚结合效果更佳。

身体处于以下情形不宜运动

感冒、发烧身体生病时；工作繁忙、家务繁重、频繁应酬导致身体疲劳时；严重失眠、精神不济等诸如此类身体状况欠佳时，应停止运动。

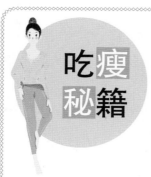

吃瘦秘籍

哪些零食能吃，哪些零食要远离？

干果是健康零食的首选。核桃、杏仁、花生、榛子等食物中，含有磷脂、蛋白质、不饱和脂肪酸等，可以抗氧化、防衰老、健脑和舒缓心情。

水果也是健康零食的一个好选择，苹果、香蕉、猕猴桃、梨等富含维生素和矿物质，有利于排毒养颜、补充水分。

全麦面包、全麦饼干、燕麦片等，是缓解饥饿感的安全零食，富含膳食纤维，促进肠道健康，还可以防止血糖和胆固醇升高。

而薯片、果冻、曲奇饼干、果脯等膨化食品、高热量食品、添加了大量防腐剂，是不宜过多食用的，不仅容易导致肥胖，还会引发疾病。

吃零食也要讲究时间：

营养师建议，午餐和晚餐的中间段适合吃零食，比如，12点午餐，晚6点晚餐，下午2点～3点的时间可以吃点零食，这样既能及时补充能量，还能避免晚餐吃得过多。千万不要无节制地吃零食，更不要一边工作一边吃，那样往往在不经意间吃得过多，导致热量摄入过多。

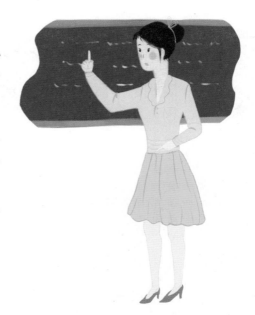

Chapter 2

这样吃才能有效瘦身

在均衡饮食前提下降低热量，才会减重。

聪明选择食物，健康饮食才会越吃越瘦。

- 三餐吃好塑造不发胖体质
- "彩虹饮食法"吃出好身形
- 充分利用"食物热效应"边吃边瘦
- 宵夜坏习惯让脂肪更顽固
- 吃对果蔬，既瘦又漂亮
- 喝水找时机，喝出好身材

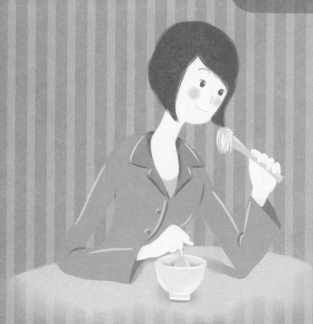

三餐吃好塑造不发胖体质

一日三餐不定时吃、早午餐马虎晚餐进补，这些不良的饮食习惯，很容易造成发胖体质。因为人体有自己的生物钟，记录着身体的睡眠、饮食、活动、血压、心跳等生命节奏，有规律的生活方式可以保证生物钟控制人体按照良性循环的轨迹行走。所以，想要塑造不发胖体质，首先要打好瘦身的饮食基础。

打好瘦身的饮食基础就是要让身体保持标准体重，维持"摄取热量＝消耗热量"的热量平衡，如果每天的饮食生活都能遵循此标准，怎么吃都不会胖。

打造不发胖体质，一日三餐的热量该如何摄取呢？

● 第一步：要清楚自己的标准体重

标准体重公式	男 =(身高 cm − 100) × 0.9(kg)	如果实际称出的体重大于或者小于标准体重计算数值10% 左右，仍属标准体重范围，超出 20% 就是肥胖。
	女 = (身高 cm − 100) × 0.9(kg) − 2.5(kg)	

【举例】一位身高 160cm 女士的标准体重计算为：(160cm−100) × 0.9(kg)−2.5(kg)=51.5 kg，如果这位女士实际称出的体重在 46.35~56.65 kg 之间，仍为标准体重，如果大于 61.8 kg 则为肥胖。

- **第二步：计算出每千克所需热量的平均值**

人体每日所需热量跟 BMI 数值有关，根据世界卫生组织给出的数据可以得出：普通人单位时间内需要的热量为 1kcal（即 1 kcal/hr=4.186KJ/hr），其中 kcal= 千卡，KJ= 千焦，hr= 小时；1 千卡 =1000 卡，约 4.186 千焦。

【举例】计算体重为 60kg 成年人的每日（即 24 小时）所需热量

热量跟 BMI 数值相关，而 BMI= 体重 kg/ 身高的平方 m²

在计算热量过程中涉及的重量单位都为 kg

1 kcal/hr × 60kg × 24 hr=1440 kcal

以焦耳为单位算出：4.186KJ/hr × 60kg × 24 hr ≈ 6027 千焦耳，即 6.027 兆焦（MJ）

也就是说，每天每千克体重将需要 24 kcal 热量。但是，因为人们体形的差异、工作环境的区别、运动量多少的不同，每天每千克体重需要的热量值也不相同，所以维持身体基本需求的热量也因人而异。

- **第三步：计算每日的热量需求**

据活动量强度不同，热量计算方式也不同，每天每千克体重需要的热量值会在 25~35 kcal 之间，公式：25~35 kcal × 标准体重（kg）

【举例】计算身高 178cm，职业为设计师的男士所需热量

标准体重为：（178cm−100）× 0.9(kg)=70.2kg

所需热量为：25~35 kcal × 70.2kg =1755~2457 kcal

低强度活动量	不常走动，大多手工作业，如办公室白领、仪器操作类工作。	每天热量均值：25kcal
中强度活动量	肢体比较活跃，如业务员、教师、列车员。	每天热量均值：30kcal
高强度活动量	医护工作者、汽修工、运动员。	每天热量均值：35kcal

中国营养学会建议一日三餐的比例分配是：早餐占全天总热量的 25%~30%，午餐占全天总热量的 30%~40%，晚餐占全天总热量的 30%~40%，可根据职业、劳动程度和生活习惯进行适当调整。

另外，少食多餐有利于塑造不发胖体质，但是一样要正确理解"多餐"，实质是把三餐的量分开几个时间段吃，减少两餐之间的饥饿感，而不是三餐中间再加餐。公司白领们很容易在下午的时候集体吃个下午茶，比如叫个肯德基外卖，吃个奶油慕斯，或者来杯奶茶、咖啡，如果是因为饥饿，一定要选低脂、低热量、高纤维的食物，如果仅仅是为了一餐下午茶，还是戒掉比较好。

合理的一日三餐有益改善体内环境

三餐长期不定时、饮食不均衡，很容易让肠胃功能紊乱，会引起腹泻或者便秘，肠道不清洁不仅阻碍人体对营养素的吸收，而且更容易让脂肪和有害物质存留，造成肝脏负担。长此以往，不仅身体肥胖体形型不美，肌肤也会暗淡无光泽，更容易长出痤疮和粉刺。

改善体内环境要先从调节肠胃开始，保持肠道清洁。肠道内寄居了多种微生物，我们俗称细菌，其中有益于身体的细菌就是益生菌。所以三餐要吃好，保持营养均衡增加益生菌，为此应该重点摄取富含膳食纤维的果蔬，少食脂肪较多的食物，可以常喝酸奶，保持良好的体内环境就不容易发胖。

三大典型益生菌：①乳杆菌、②双歧杆菌、③革兰氏阳性球菌

益生菌的好处：缓解腹泻、胀气、便秘，降低胆固醇，防止骨质丢失，协助身体吸收营养成分，提高免疫力。

益生菌摄取不足，体内菌群失去平衡，腹泻、过敏、粉刺、免疫力低等一系列病症就会随之而来，健康就会亮红灯。

早餐宜吃与忌吃食物	宜	豆浆等豆制品、牛奶、鸡蛋、瘦肉、花生	富含蛋白质，能让人整天保持充沛的精力。
		果蔬汁、蔬菜、水果	富含维生素，尤其是维生素C的含量很高。
		米粥等流质食物	这些流质食物，不仅易于消化，而且可为人体补充水分。
		全麦面包以及馒头、花卷、包子等面食	这些食物富含碳水化合物，是人体的能量来源。
	忌	油饼、油条、炸糕等油炸食物	这些油炸食物中脂肪和胆固醇的含量较高，属于酸性食物，不仅不易消化，还易引起体内酸碱失衡，出现头晕、疲乏等症。
中餐宜吃与忌吃食物	宜	鱼、虾、牛肉、瘦猪肉、鸡肉、豆类	富含蛋白质，可使头脑保持敏锐，提高脑力。
		新鲜水果、蔬菜、纯果汁	可为人体提供丰富的维生素和矿物质，而且脂肪含量低，可使人反应灵活、思维敏捷。
	忌	方便面、汉堡、薯条、炸鸡翅	这些速食品及快餐，以烤、炸为主，营养成分不齐全，属于高脂肪、高蛋白、高热量的三高食品，容易导致热量摄入过高，引发肥胖和高脂血症等。
晚餐宜吃与忌吃食物	宜	全麦制品、花生、牛奶、蛋类、核桃	富含B族维生素的食物适合晚餐食用，可以维持神经系统健康，消除烦躁不安，还能帮助制造血清素，促进睡眠。
		荞麦、豆类以及菠菜等绿叶蔬菜	这些食物中含镁，镁是天然的放松剂和镇静剂，可放松压力。
		面条、米粥、鲜玉米、豆类、莲子、小米、百合	这些食物容易消化，且能够镇静神经、促进睡眠，适合晚餐食用。
	忌	酒	饮酒过多，酒精会在夜间阻碍新陈代谢，并刺激胃，影响睡眠。
		虾皮、带骨小鱼、贝类	这些高钙食物，晚餐最好不吃，以免引发尿道结石。
		肥肉、动物肝脏、油炸食物	这些高蛋白、高脂肪、高能量食物若在晚餐食用，由于运动量减少，极易造成脂肪堆积，引发肥胖和心血管疾病。

"彩虹饮食法" 吃出好身形

　　"彩虹饮食法"是美国抗癌协会推荐的饮食方法，就是把果蔬按照红色、绿色、橙黄色、紫色、白色分成五类，每一种颜色类别代表了一种营养素，倡导一日三餐摄取充足果蔬的同时保证五种颜色都能吃到。

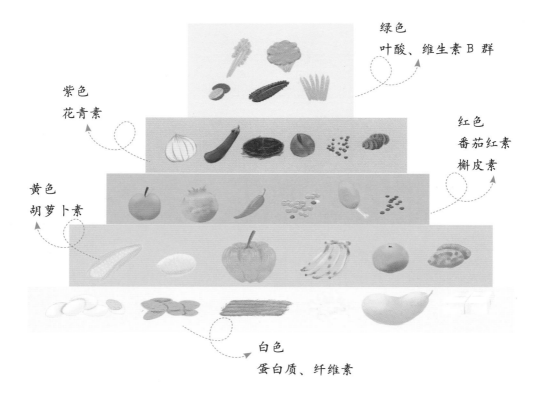

绿色
叶酸、维生素 B 群

紫色
花青素

红色
番茄红素
槲皮素

黄色
胡萝卜素

白色
蛋白质、纤维素

　　果蔬按照红色、绿色、橙黄色、紫色、白色分成五类，每一种颜色类别代表了一种营养素，倡导一日三餐摄取充足果蔬的同时保证五种颜色都能吃到。

红色 富含番茄红素、槲皮素

红色食材富含番茄红素和槲皮素，最大的特点是抗癌、抗氧化、防衰老。另外，红色食材还能促进巨噬细胞（巨噬细胞是感冒等病毒的"杀手"）的活力。对于体质较弱的瘦身人群，红色食材是最好的选择。红色食材主要有西红柿、西瓜、番石榴、葡萄柚、红苹果、火龙果、红甜椒、花生、枸杞等，其中红苹果是槲皮素的最佳来源。

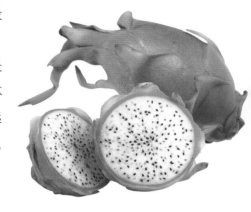

绿色 富含维生素 B 群、叶酸、镁、叶绿素、钙素

绿色食材主要包括绿色叶子的果蔬，如花椰菜、豌豆、青苹果、芦荟、菠菜、生菜、芹菜、黄瓜、绿甜椒、豆芽、西葫芦、猕猴桃、哈密瓜等，以及绿茶。绿色食材可以有效起到抗病毒作用，另外还有助于缓解视觉疲劳、促进新陈代谢作用，因其富含叶酸，所以孕妇更应着重搭配。

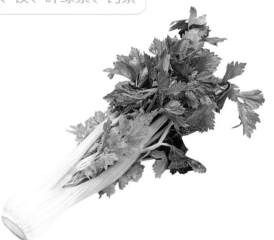

▌Tips
▌健康饮食小贴士

《美国饮食指南》建议人均每日需摄取 5 至 13 份色彩丰富的蔬果（1 份约等于 100 克）。《中国居民膳食指南》建议每人每日至少吃蔬菜 300～500 克（深色约占一半）、水果 200～400 克。

橙黄色　富含胡萝卜素

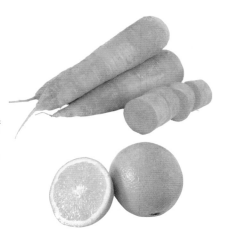

橙黄色食材含有胡萝卜素，抗氧化，有助于保护眼睛和皮肤，预防心血管疾病和癌症。橙黄色食材主要包括玉米、柑橘、菠萝、木瓜、小麦、柠檬、南瓜、香蕉、橙子、土豆、胡萝卜、黄花菜、地瓜等。

紫色　富含花青素

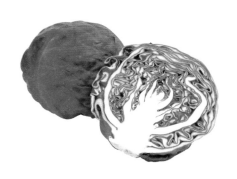

紫色食材富含花青素，有助于预防心脑血管疾病，保护肝脏，同时对眼睛和皮肤有很好的保护作用。紫色食材主要包括蓝莓、黑木耳、洋葱、茄子、紫菜、葡萄、海带、甘蓝、花椒、芋头等。

白色　富含硫化合物、蛋白质、纤维素、钾

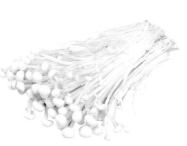

白色食材中的硫化合物有助于提高身体免疫力，如萝卜、蒜。白色食材还包括冬瓜、竹笋、花菜、莴苣、菜花、生姜、蘑菇、杏仁、茭白、牛奶、山药、银耳、豆腐等，常食用白色食材对调节视觉、稳定情绪有很好的帮助。

Tips
健康饮食小贴士

红色和黄色是最能勾起人食欲的颜色，如果你食欲不佳，那就多选些黄色和红色的食材吧！

一日三餐的彩虹搭配

吃瘦秘籍

数一数二的健康早餐食材

燕麦、燕麦片

推荐理由：燕麦富含膳食纤维，不仅可以防止发胖，还能促进肠道蠕动。燕麦片有的需要煮，有的只需要用沸水冲泡，相比而言，最好选择需要煮的麦片，不仅热量较低而且在煮的过程中营养释放得更充分。

健康食谱：牛奶燕麦片、燕麦饭

牛奶

推荐理由：牛奶富含蛋白质、钙质，可以为身体补足早餐的能量。喝牛奶时最好搭配些含淀粉的食物，这样牛奶和胃液能够充分发生酶解作用，使蛋白质能更好地被消化吸收。因为牛奶含有乳糖，对乳糖不耐受的人不宜食用。

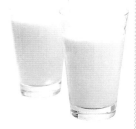

健康食谱：牛奶粥、牛奶蒸蛋

豆浆

推荐理由：豆浆中富含优质蛋白，可延缓衰老。豆浆必须熟食，因为生豆浆中含有皂素、胰蛋白酶抑制物等有害物质，不熟食会出现恶心、呕吐、腹泻等中毒症状。

健康和食谱：黄豆豆浆、黑豆豆浆、红枣花生豆浆

鸡蛋

推荐理由：鸡蛋被誉为"最适合瘦身的营养早餐"，其含蛋白质、铁、钙等营养，饱腹感强，还能健脑补脑。应以煮、窝、蒸为主。

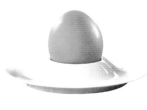

健康食谱：煮鸡蛋、鸡蛋羹

午餐最适合吃的明星食材

 鱼

推荐理由：鱼肉可以提供大量的优质蛋白质，并且消化吸收率高，胆固醇含量低，而且富含人体必需的不饱和脂肪酸以及脑黄金DHA。对于脑力劳动的瘦身人群来说，午餐多吃鱼，既能瘦身又能补充脑力。

健康食谱：红烧带鱼、西湖醋鱼

 虾

推荐理由：虾富含钙、锌和蛋白质，可以健脑、补钙、缓解压力。虾不要与葡萄、石榴、山楂等富含鞣酸的水果同食，否则会降低蛋白质的吸收率。

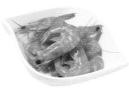

健康食谱：油焖大虾、清炒河虾、丝瓜虾仁汤

不能错过的晚餐好食材

 小米

推荐理由：小米中的色氨酸可在体内转化成5-羟色胺，有助于安眠。但是吃小米时不要吃杏仁，否则容易引起腹泻。

健康食谱：小米绿豆粥、小米红豆粥、小米面发糕

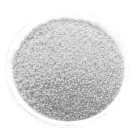

莲子

推荐理由：莲子有益心、肾，具有缓解烦躁情绪、帮助睡眠的功效。

健康食谱：银耳莲子粥、桂圆莲子粥

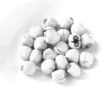

玉米

推荐理由：富含膳食纤维、维生素和抗氧化成分，延缓衰老、滋养脑细胞、降低胆固醇，帮助瘦身。

健康食谱：香菇玉米粥、玉米面发糕

充分利用"食物热效应"边吃边瘦

所谓"食物热效应",简单地说就是身体在消化吸收营养的同时也需要热量支持,也就是说,即使日常生活的运动量为零,身体也要为了消化食物消耗热量,边吃边瘦。

"食物热效应"所消耗的热量＝基础代谢所需热量 ×10%

不同的营养素在产生"食物热效应"时所需要的热量也不尽相同。

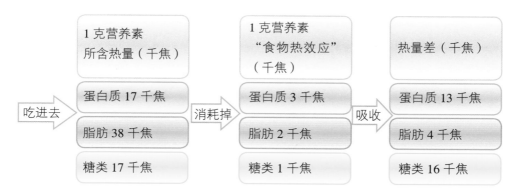

从上图标的转化关系不难看出,"食物热效应"需要的热量越大,被吸收的热量相对就会减少。由此可见,瘦身时要充分利用好"食物热效应",要多选富含优质蛋白的食材,减少糖类和脂肪的摄取,尤其是脂肪。

同时,想要瘦身也要从细节上改变饮食习惯,可以记下这个小顺口溜帮助大家瘦身:先喝汤再吃菜,最后小口吃主食。

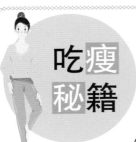

吃瘦秘籍

如何获取优质蛋白

优质蛋白，指富含各种氨基酸且利用率高，产生废物少，容易被人体消化吸收的蛋白质。并不是只有瘦身的人才要多摄取优质蛋白，优质蛋白是为身体健康补充能量的最佳营养品。瘦身的人更加不能为了控制饮食而减少对优质蛋白的摄取，那样不仅阻碍瘦身进度，而且损害身体健康。

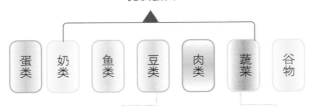

优质蛋白

| 蛋类 | 奶类 | 鱼类 | 豆类 | 肉类 | 蔬菜 | 谷物 |

大豆是唯一含有优质蛋白的植物性食物，含量高达 40%

蔬菜中大多是不完全蛋白，所以要搭配饮食，起到蛋白质互补作用

补充优质蛋白方式

蔬菜＋谷物→发挥氨基酸之间的互补作用→进而提高蛋白质的营养价值

鱼类：清蒸、红烧、醋熘的烹饪方式 √

煎、炸、熏制的烹饪方式 ×

蛋类：蒸、煮的烹饪方式 √ 鸡蛋中的优质蛋白含量较高

优质蛋白瘦身餐

红豆粥

营养特色：早餐适合进食粥类，因为粥易于消化吸收。同时，豆类食物的蛋白质组成中，蛋氨酸含量低而赖氨酸含量高，谷类则正好相反，二者搭配食用可实现蛋白质互补，营养价值大大提高。

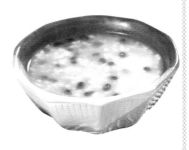

南瓜薏米饭

营养特色：薏米、大米可为人体提供碳水化合物，有利于维持旺盛的精力，薏米还能利水消肿、美白肌肤，南瓜可以促进排毒，还能辅助降糖。

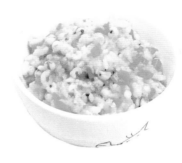

番茄焖虾

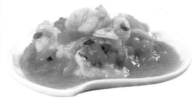

营养特色：虾富含蛋白质、钙以及人体必需的不饱和脂肪酸，可为人体提供热量，还能补脑健脑。

百合炒牛肉

营养特色：鲜百合富含黏液质及维生素，经常食用有养颜功效；百合含多种生物碱，可以防癌抗癌。百合和莲子的搭配，有养阴清心之效。牛肉可以为人体提供蛋白质，荤素搭配适合午餐食用。

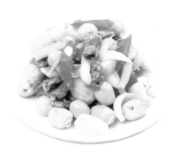

剁椒带鱼

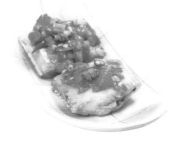

营养特色：带鱼的脂肪含量较高，且多为不饱和脂肪，有利于降低胆固醇，保护心脑血管健康。

宵夜坏习惯让脂肪更顽固

爱熬夜的人夜间很容易肚子饿，为了充饥就会养成吃宵夜的习惯，因为晚上副交感神经活跃很容易储存热量，吃完宵夜不久就上床睡觉，没有来得及消耗的食物热量就会转换成脂肪储存在身体中。如果宵夜吃的是高脂肪、高蛋白质的食物，就很容易使人体内的血脂升高，晚上吃得多或者多次进食，就会给肝脏带来负担，导致胆固醇明显增多，并且刺激肝脏制造更多的低密度脂蛋白，阻碍体内脂肪的燃烧，最终导致肥胖。

两个不好的生活习惯很容易养成吃宵夜的坏习惯。

你是不是不吃早餐或者早餐随意？早餐是一天中最重要的一餐，如果被忽视，那身体全天所需的热量将高于基础热量很多，晚上9点后当天摄取的食物消化完毕就会有饥饿感，此时你的脑袋就向你发出"吃东西"的信号了。

你是不是晚上不睡早上不起？晚睡晚起是现代人的通病，尤其是上班族。晚上11点后还不入睡，就会阻碍加速体内脂肪燃烧的HGH分泌。如果又吃了宵夜，在副交感神经活跃的作用下，更是加剧了脂肪的堆积。

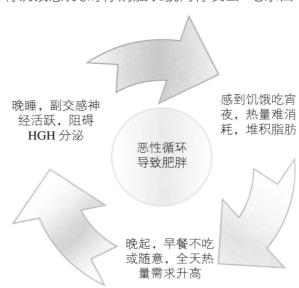

晚睡，副交感神经活跃，阻碍HGH分泌

感到饥饿吃宵夜，热量难消耗，堆积脂肪

恶性循环导致肥胖

晚起，早餐不吃或随意，全天热量需求升高

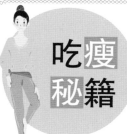

睡前可以吃的瘦身宵夜

吃瘦秘籍

1. 果蔬汁

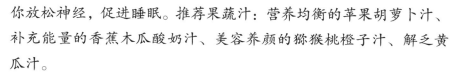

当体内的细胞缺水时会让你有饥饿感，其实并不是真正的饿，此时可以选择一杯果蔬汁，既可以补充体内水分又能驱走饥饿感，同时还能帮助你放松神经，促进睡眠。推荐果蔬汁：营养均衡的苹果胡萝卜汁、补充能量的香蕉木瓜酸奶汁、美容养颜的猕猴桃橙子汁、解乏黄瓜汁。

2. 牛奶

睡眠的好坏对肥胖有很大的影响，而牛奶中的色氨酸成分有镇静作用，所以睡前的宵夜选择一杯温牛奶既有助于提高睡眠质量，又能帮助你睡眠时排毒代谢，给瘦身加油。

3. 小米南瓜粥

南瓜富含膳食纤维和果胶，不仅具有良好的饱腹感，还能吸附肠道中的代谢废物，帮助肠道在睡眠过程中排毒。而且南瓜热量最低，即使在睡前吃也不会导致发胖。

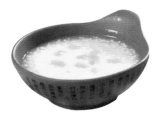

4. 香蕉

香蕉中含有镁元素，睡觉时帮助放松；还含有大量的纤维素，多吃可以帮助畅通肠胃，晚上吃香蕉也不会导致肥胖。

5. 杂粮鱼片粥

选低脂的草鱼和杂粮。草鱼含不饱和脂肪，低胆固醇，对心脏有益，而且100g杂粮鱼片粥约含209千焦的热量，要比100g含1255千焦热量的面包更适合瘦身。

吃对果蔬，既瘦又漂亮

科学研究发现，蔬菜和水果等植物性食物中含有很多植物营养素，这是一种不同于维生素和矿物质等的营养成分，不仅利于瘦身，而且抗氧化功效显著，还能提高机体抗病毒和抗癌能力。

植物营养素有成千上万种，目前已知的种类可分为类胡萝卜素类、类黄酮类、多酚类等，番茄红素、花青素等都是植物营养素的范畴，已经比较广泛地被人们所熟知。

番茄红素
延缓衰老，保护皮肤免受紫外线伤害，保护心血管。

辣椒红素
减肥，促进面部血液循环，止痛消炎，提高免疫力。

类胡萝卜素类
主要存在于红色、黄色的蔬菜和水果中

β-胡萝卜素
可在体内转化成维生素A，保护视力及皮肤健康。

玉米黄素
延缓衰老，抗癌，保护眼睛，预防白内障。

番茄红素	番茄、西瓜、木瓜、红彩椒	辣椒红素	辣椒
β-胡萝卜素	胡萝卜、菠菜、芒果	玉米黄素	玉米、猕猴桃

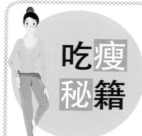

吃瘦秘籍

晚上一杯，早上肠轻松

    *牛奶地瓜汁。地瓜蒸熟后去皮，加入牛奶用榨汁机搅拌成糊即可，代替晚餐食用。因为地瓜的膳食纤维含量非常高，而且富含寡糖，有助益生菌生长，常吃可以刺激肠胃蠕动，其中所含的水溶性纤维，更可保持血管的弹性和畅通。牛奶有安眠的作用，建议一天1次，看看一周的瘦身效果显著否。

    控制好糖分的摄入，是瘦身需要注意的关键点，要注意均衡摄取，单一摄取过量也是不利于瘦身的。建议大家在两餐之间饥饿时或者体力活动之后吃水果，餐前或饭后立即吃水果不利于血糖的控制。

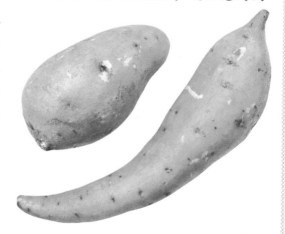

水果含糖量排名

含糖量	水果
4%～7%	西瓜、草莓、白兰瓜
8%～10%	梨、柠檬、樱桃、哈密瓜、葡萄、桃子、菠萝
9%～13%	苹果、杏、无花果、橙子、柚子、荔枝
14%以上	柿子、桂圆、香蕉、杨梅、石榴

喝水找时机，喝出好身材

补充水分不一定只能饮水，在以饮水为主的基础上，还可以通过饮用纯果汁、花草茶、牛奶等饮品来补充水分，一日三餐中的汤、粥等也是补水的一种方式。但是要尽量避免饮用过多的咖啡和可乐等碳酸饮料，含糖高的饮料更要适可而止，因为饮用含糖高的饮料会摄入过多能量，造成营养过剩，饮后不注意刷牙漱口，还极易损害牙齿健康。

"口渴不急饮"是我们要谨记的。感到口渴时，一次喝太多，超过胃的容纳量，胃膨胀过大会引起胃不舒服。并且，胃里突然涌进了大量的水，一下子把胃液冲淡了，必然影响胃液的消化及杀菌功能。最重要的是，当大量水分被血液吸收以后，血液量骤然增多，浓度降低，心脏的负担加重，功能降低，就会出现心慌、气短、胸闷等不适的感觉。肾功能不好的人，还会出现水肿或加剧水肿。

健康饮水的时间段

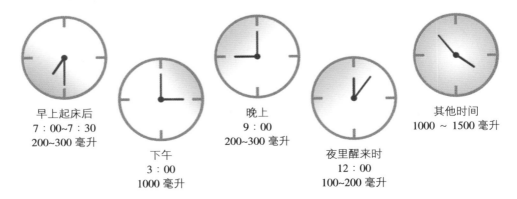

早上起床后
7：00~7：30
200~300 毫升

下午
3：00
1000 毫升

晚上
9：00
200~300 毫升

夜里醒来时
12：00
100~200 毫升

其他时间
1000 ～ 1500 毫升

哪些人要警惕体内缺水

老人一般对口渴感觉比较迟钝，因此更要积极主动地补水，不要让机体经常处于缺水状态，那会导致消化液分泌少，容易引发便秘，并使血液黏度增大，对心血管健康不利。

孕妈妈在孕期和产后，对水分的需求量会比平时有所增加，因为羊水和乳汁都是由水分构成的，因此要注意通过流质饮食等方式多补充所需水分。

婴儿新陈代谢旺盛，生长快，因此单位体重需要补充的水量高于成人，婴儿虽以液状食物为主，但在两次喂奶中间也应喂些水。

儿童运动量大，对水的需要相应也多，然而孩子们往往因贪玩而忘记饮水，到临吃饭时才急忙大口喝水，以致影响食物的消化吸收。

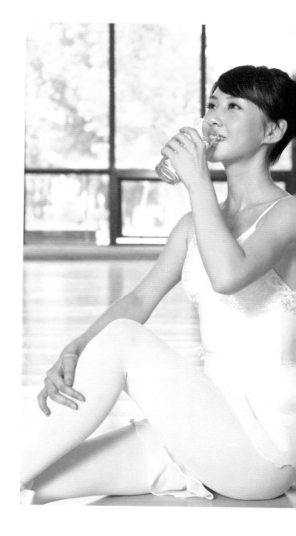

Tips
健康饮食小贴士

喝水要适量，并非越多越好。喝水超标也会对身体造成危害，而且水喝多了，容易出现水肿。参照一次性纸杯的量，一天喝12杯就可以。天气炎热时可以适当地多喝一点，补充排汗的水分。

Chapter 3

最有效的减肥食材

从选择低卡、低糖、零脂、
高纤维食材着手，最有效的瘦身
过程就开始了。当身体消耗掉的热
量超过吃进去的热量时，自然就会瘦。

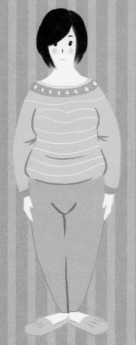

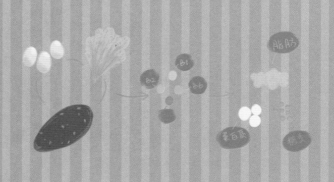

- 低卡、低糖、零脂、高纤维食材 top10
- 最能有效瘦身的营养素

低卡、低糖、零脂、高纤维食材 top10

当我们找到自身肥胖的原因后，不难发现，导致肥胖的根本原因就是吃，对食物选择仅凭个人喜好的放纵、不良的饮食习惯、不爱运动，加在一起让身体的热量一天天超标又一天天累积。所以，从吃上着手，从选择低卡、低糖、零脂、高纤维食材开始，最有效的减肥过程就开始了，当身体消耗掉的热量超过吃进去的热量时，自然就会瘦。

综合营养素和热量含量排名：

低卡、低糖、零脂、高纤维食材 top10

Top1	绿豆芽	清宿便，排毒瘦身
Top2	芦笋	美味的膳食纤维
Top3	黑木耳	养颜瘦身佳品
Top4	南瓜	柔滑肌肤、延缓衰老
Top5	西柚	消水肿、饱腹减食量
Top6	梨	润肺去燥好食材
Top7	红薯	通便润肠、减肥瘦身
Top8	牛肉	肉中骄子
Top9	松菇	食用菌之王
Top10	鸡胸肉	瘦身最佳食用部位

YES or NO

瘦身问答

Q：吃素一定会瘦吗？

A：不一定。是否能瘦，衡量的标准是看消耗的热量是否大于摄取的热量。尽管果蔬类热量比大鱼大肉低很多，但是一味地不控制食量使摄取的热量过高无处消耗，多余的热量仍会转换成脂肪囤积在身体中，还是会发胖。所以，瘦身要健康饮食，会吃才会瘦。

吃瘦秘籍

如果你之前有零食不离嘴的坏习惯，在减肥的过程中一时难以完全戒除，或者胃口比较大又需要控制热量，向大家推荐"减肥过程中的小零食"，可以带在身边。

圣女果　评级：★★★

富含食物纤维，很容易给人饱腹感，吃50个圣女果的热量，不会超过1/3碗饭的热量，但是请记得不要一次性就吃50个哦。

营养信息	
营养	每100克含量
热量	92 千焦
蛋白质	1 克
纤维素	1.8 克
脂肪	0.20 克
碳水化合物	5.80 克

白水煮蛋　评级：★★★

鸡蛋是优质蛋白质的来源，能提供一定的饱腹感，可以补充在锻炼过程中容易流失的肌蛋白，健康成年人减肥时每天吃1个鸡蛋是很好的选择。

营养信息	
营养	每100克含量
热量	632 千焦
蛋白质	12.1 克
脂肪	10.5 克
碳水化合物	0.1 克

熟栗子　评级：★★★

综合看来其热量在坚果类中属于较低的，同时含有较丰富的维生素A和维生素C。1颗熟栗子热量约71千焦，所以减肥的人要数着颗数吃哦。

营养信息	
营养	每100克含量
热量	887 千焦
蛋白质	4.8 克
脂肪	1.5 克
纤维素	1.2 克
碳水化合物	46 克

花生仁　评级：★★★

富含高蛋白、高纤维、高碳水化合物、高不饱和脂肪酸等，会有高饱腹感，100克所含的热量也较高，所以减肥时需按照小提示食用。

营养信息	
营养	每100克含量
热量	2356 千焦
蛋白质	24.8 克
脂肪	44.3 克
纤维素	5.5 克
碳水化合物	21.7 克

10 粒花生仁（生）(5 克)	33 千焦
20 粒花生仁（生）(10 克)	234 千焦
30 粒花生仁（生）(15 克)	351 千焦

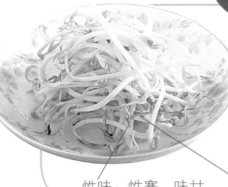

top1

绿豆芽
清宿便，排毒瘦身

适用量：每餐 30 克　评级：★★★★

时令　1　2　3　4　5　6　7　8　9　10　11　12

性味：性寒，味甘　　归经：归心、胃经

瘦身功效　绿豆芽中含有丰富的纤维素，能有效缓解便秘，及时排空肠道内的宿便，从而起到减少脂肪堆积、减肥瘦身的作用。绿豆芽富含维生素 C、膳食纤维、核黄素，能预防坏血病，清除血管壁中胆固醇和脂肪的堆积，防止心血管病变，还能促进大肠蠕动，有排毒、预防消化道癌的功效。常食绿豆芽可清热解毒、利尿除湿、解酒毒和热毒。

热量信息	
均衡营养	每 100 克含
热量	75 千焦
蛋白质	2.1 克
纤维素	0.8 克
碳水化合物	2.9 克
脂肪	0.1 克

Tips
健康饮食小贴士

1. 绿豆芽中含有核黄素，口腔溃疡的人很适合食用。血压偏高或血脂偏高者，嗜烟酒肥腻者，应常吃绿豆芽。

2. 绿豆芽纤维较粗，不易消化，且性质偏寒，所以脾胃虚寒者不宜久食。

3. 绿豆芽性寒，烹调时可配上一点姜丝，以中和它的寒性。

4. 炒绿豆芽时，可适当加些醋，以保存水分和维生素 C。

这样吃更瘦身 韭菜炒绿豆芽

评级：★★★★☆

热量 218 千焦（每 100 克含量）

主食材 绿豆芽 100 克、韭菜 150 克。

调味料 植物油、盐、醋、鸡精各适量。

做法

1 绿豆芽掐头、掐尾，放水中浸泡一会儿，捞出沥干；韭菜择洗干净，切成 5 厘米左右的长段。

2 炒锅倒油烧热，放入绿豆芽翻炒一会儿，倒入醋、盐、韭菜快炒至熟，加鸡精调味即可。

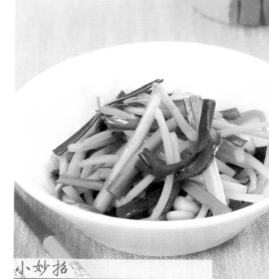

小妙招

韭菜最好放在流水中洗去泥沙，冲净后，再放入淘米水中浸泡 5 分钟，能去掉残留农药。

这样吃更瘦身 豆芽椒丝

评级：★★★★

热量 134 千焦（每 100 克含量）

主食材 青椒、红椒各 50 克，绿豆芽 100 克。

调味料 白糖、盐、醋各适量。

做法

1 绿豆芽择洗干净，入沸水中焯透，捞出，沥干水分，晾凉；青椒、红椒洗净，去蒂去籽，切丝。

2 将绿豆芽、青椒丝、红椒丝一起放入盘中，加盐、醋、白糖拌匀即可。

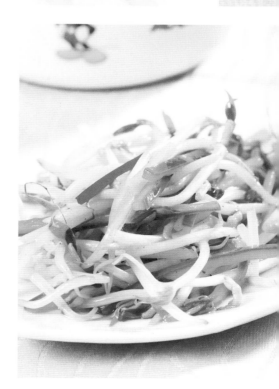

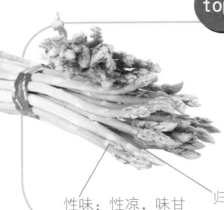

top2

芦笋

美味的膳食纤维

适用量：每餐 50 克　评级：★★★★

时令 | 1 | 2 | 3 | 4 | 5 | 6 | 7 | 8 | 9 | 10 | 11 | 12

性味：性凉，味甘　　归经：归肺、胃、膀胱经

瘦身功效 芦笋含有较多的蛋白质，而且无脂肪，是低脂、低糖、高纤维的健康食材。芦笋的膳食纤维含量较为丰富，经常食用不仅可以促进肠道蠕动，对预防大肠癌也有很大的帮助，是瘦身人士健康减肥的佳品。

这样吃更瘦身 炝炒芦笋

评级：★★★★☆

热 量 247 千焦（每 100 克含量）

主食材 芦笋 400 克。

调味料 红尖椒、姜丝、盐、植物油各适量。

做 法

1 芦笋洗净，切长段，开水煮熟，沥干。

2 锅置火上，倒入少许植物油，放入姜丝、红尖椒煸出香味，关火。

3 下芦笋加入盐炒匀，盛盘即可。

热量信息

均衡营养	每 100 克含
热量	79 千焦
蛋白质	1.4 克
维生素 C	45 毫克
脂肪	0.1 克
纤维素	1.90 克

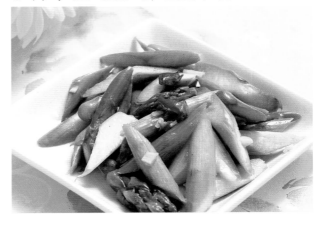

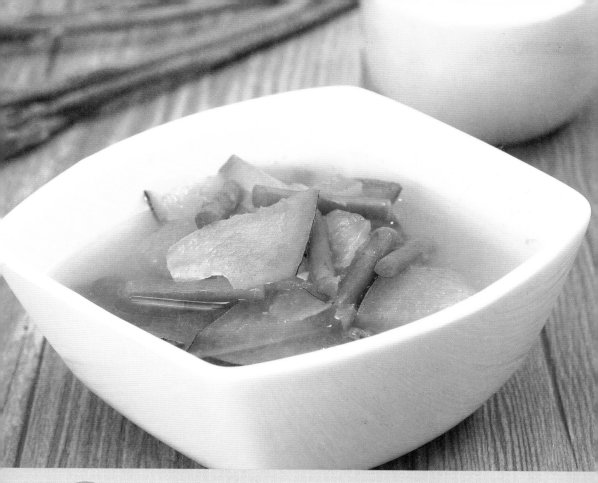

这样吃更瘦身

芦笋煨冬瓜

评级：★★★★

热　量 79 千焦（每 100 克含量）

主食材 芦笋 200 克、冬瓜 200 克。

调味料 葱、姜、盐、鸡精、水淀粉各适量。

做　法

1 芦笋取嫩的部分，去皮洗净，切小块，开水烫 2 分钟，捞起，过凉，沥干。

2 冬瓜洗净，开水烫一下，捞起，过凉，沥干。

3 将芦笋、冬瓜、葱末、姜丝一起放入锅中，加水适量，煨炖 30 分钟，再放入适量盐、鸡精、淀粉勾芡即可。

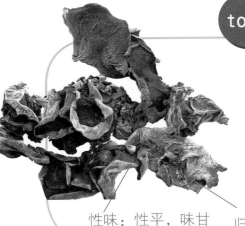

top3

黑木耳
养颜瘦身佳品

适用量：每餐宜吃 50~70 克（水发）

评级：★★★★

时令 | 1 | 2 | 3 | 4 | 5 | 6 | 7 | 8 | 9 | 10 | 11 | 12

性味：性平，味甘　　归经：归肺、胃、肝经

瘦身功效 黑木耳中的胶质能把残留在人体消化道内的灰尘和杂质吸附并集中起来，然后排出体外，从而起到清胃肠、瘦身的功效。此外，黑木耳对人体内无意中吃下的难以消化的谷壳、木渣、头发、沙子、金属屑等异物有溶解与氧化作用。黑木耳中铁的含量极为丰富，木耳和黄瓜搭配可以起到补铁的作用，因为黄瓜中维生素 C 的含量较高，可以促进人体对木耳中所含铁元素的吸收，故常吃木耳能养血驻颜，令人肌肤红润、容光焕发，并可防治缺铁性贫血。黑木耳是缺铁者、矿工、冶金工人、纺织工、理发师不可缺少的保健食品。

黑木耳中的多糖能够抑制胆固醇在血管壁上的沉积，防止动脉硬化和血栓的形成，减轻血液对血管壁的压力，即起到降低血压的作用。

热量信息	
均衡营养	每 100 克含
热量	88 千焦
蛋白质	1.5 克
铁	5.5 毫克
脂肪	0.2 克
纤维素	2.6 克

Tips
健康饮食小贴士

1. 木耳和鸡蛋都含有钙和磷，同食会形成磷酸钙，能强健牙齿和骨骼，帮助骨折复原。

2. 含类胡萝卜素的木耳与含硫化物的甘蓝搭配食用，容易诱发甲状腺肿。

这样吃更瘦身 水耳炒黄瓜

评级：★★★★

热 量 142 千焦（每 100 克含量）

主食材 黄瓜 250 克、水发木耳 100 克。

调味料 红辣椒、葱末、盐、鸡精、香油、
清汤、水淀粉、植物油各适量。

做 法

1 木耳撕成小块；黄瓜、红辣椒切片。

2 炒锅置火上，倒油烧热，放葱末煸
香，然后放入黄瓜、木耳煸炒。

3 最后加入盐、鸡精、红辣椒片及适
量清汤，翻炒至木耳、黄瓜熟软入
味，用水淀粉勾芡，淋上香油即可。

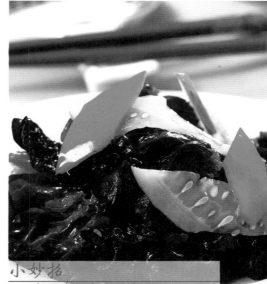

小妙招

在清洗水发黑木耳的水中滴几滴
醋，然后轻轻搓洗，很快就能去除
黑木耳上的沙土。

这样吃更瘦身 凉拌芥末木耳

评级：★★★☆

热 量 230 千焦（每 100 克含量）

主食材 黑木耳 100 克。

调味料 芥末、醋、大蒜、盐、糖、鸡
精、香油各适量。

做 法

1 木耳洗净，撕成小块，再用热水烫熟，
捞出，沥干。

2 放入盐、鸡精、白糖、蒜末，再倒
入适量醋和芥末拌匀即可食用。

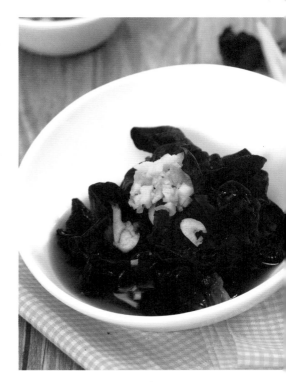

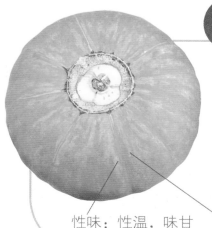

top4

南瓜
柔滑肌肤、延缓衰老

适用量：每餐宜吃 100 克

评级：★★★★

时令 | 1 | 2 | 3 | 4 | 5 | 6 | 7 | 8 | 9 | 10 | 11 | 12

性味：性温，味甘

归经：归脾、胃经

瘦身功效 南瓜富含果胶，果胶具有很好的吸附性，能黏附并有效消除人体内的有害物质；南瓜还含有甘露醇，有很好的排毒瘦身作用。我们感觉到南瓜比较甜，并不是因为它含糖量高，是因为南瓜中的果糖成分比蔗糖要甜，而且碳水化合物含量低，对于喜欢吃甜食的瘦身人群来说是最好的选择。身体肥胖和患有糖尿病的人可用南瓜代替一部分主食，以减少能量的摄入。

热量信息	
均衡营养	每 100 克含
热量	92 千焦
蛋白质	0.7 克
纤维素	0.8 克
碳水化合物	5.3 克
脂肪	0.1 克

南瓜中有丰富的钾离子，而且加热后也不容易流失，可以促进体内多余的钠排出，再配合膳食纤维的排钠作用，起到有效降低血压的作用。南瓜中的钴和果胶有促进胰岛素分泌、调节血糖的作用，能够预防和辅助治疗高血压并发糖尿病。

Tips
健康饮食小贴士

1. 给南瓜去皮时不要去得太厚，南瓜的皮富含胡萝卜素和多种维生素，只需把较硬的表皮削去。

2. 南瓜中的维生素 C 和虾中的蛋白质搭配，能促进胶原蛋白合成，能有效预防黑斑和雀斑生成，也能消除疲劳。

这样吃更瘦身 蒸南瓜

评级：★ ★ ★ ★

热 量 92 千焦（每 100 克含量）

主食材 南瓜 500 克。

做 法

1 削掉南瓜较硬表皮，去瓤，洗净后切大块。

2 锅中注水，水开后南瓜上屉蒸 10 分钟即可。

Tips
健康饮食小贴士

> 清蒸类菜肴清淡少油，食材营养流失也较少，非常适宜瘦身期间食用。

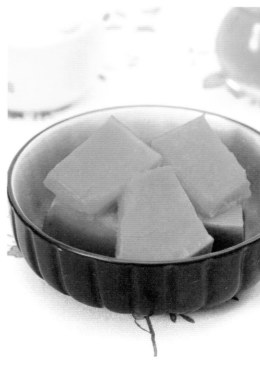

这样吃更瘦身 脆炒南瓜丝

评级：★ ★ ★ ☆

热 量 155 千焦（每 100 克含量）

主食材 南瓜 100 克。

调味料 葱花、盐、白糖、鸡精、植物油。

做 法

1 削掉南瓜较硬表皮，去瓤，切成细丝，加盐腌渍，沥水。

2 锅内倒入植物油烧热，下南瓜丝快速翻炒一下，放入白糖、鸡精、盐调味，撒上葱花即可。

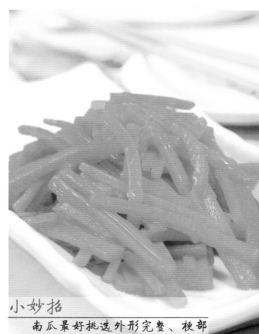

小妙招
南瓜最好挑选外形完整、梗部硬，且有重量感的。

top5

西柚
消水肿、饱腹减食量

适用量：每餐宜吃 50 克

评级：★★★★

时令： | 1 | 2 | 3 | 4 | 5 | 6 | 7 | 8 | 9 | 10 | 11 | 12 |

性味：性凉，味甘酸　　归经：归胃、肺经

瘦身功效 西柚又叫"葡萄柚"，是柚子品种中纤维含量比较高的品种，又因为它含糖量少、水分高、热量低，是瘦身的佳品。西柚可以促进淋巴和血液循环，能消水肿；西柚中的诺卡酮能活化交感神经，促进脂肪的燃烧；其中含有的柚甙，能抑制食欲，饭量减少却充满饱腹感，能缓和空腹感带来的压力。

热量信息	
均衡营养	每 100 克含
热量	138 千焦
蛋白质	0.7 克
纤维素	1.2 克
碳水化合物	7.8 克
脂肪	0.3 克

Tips
健康饮食小贴士

1. 高血压、心血管疾病者更宜食用。

2. 西柚性寒，体质较虚寒、血压较低或胃寒患者不宜食用。

3. 服药时别吃西柚，尤其是心绞痛、降血压、降血脂、抗组织胺等药，因为西柚汁含有黄酮类，会抑制肝脏药物的代谢，导致药效增强而发生危险。

4. 西柚为高钾食物，尿毒症或洗肾患者不宜多吃，以免加重肾脏的负担。

西柚柳橙汁

评级：★★★

热 量 628 千焦（每 100 克含量）

主食材 西柚半个、橙子 1 个。

调味料 柠檬汁少许、冰糖适量。

做 法

1 西柚、橙子去皮，横向对切，备用。

2 放入榨汁机榨成果汁即可，柠檬汁和冰糖依照自己口味适量添加。

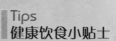

Tips
健康饮食小贴士

　　鲜果汁富含"活性食物酶"，促进脂肪代谢，是减肥圣品。果身光泽皮薄、柔软，有重量感的西柚为好。

top6

梨
润肺去燥好食材

适用量：每天宜吃 300～500 克

评级：★★★★

时令 | 1 2 3 4 5 6 7 **8 9 10** 11 12

性味：性凉，味甘、微酸　　归经：归胃、肺经

瘦身功效　梨味美汁多，甜中带酸，不同种类的梨味道和质感完全不同，既可生食，也可蒸煮后食用。而且，梨营养丰富，含有多种维生素，水分和纤维含量都较高，热量较低，有利于缓解便秘，排毒瘦身。梨富含维生素和矿物质，能维持人体细胞的健康状态，帮助器官净化和排毒。除可供生食外，还可酿酒、制梨膏、梨脯，以及药用。梨可以润肺，祛痰化咳，通便秘，利消化，对心血管也有好处。医学实验发现，人体在吸烟或吃烤肉后，会聚集强致癌物质——多环芳香烃，但在吃梨后这种致癌物的含量会显著降低。梨的含糖量在 15% 以下，糖尿病人可以适量食用。

热量信息	
均衡营养	每 100 克含
热量	155 千焦
蛋白质	0.3 克
纤维素	1.9 克
碳水化合物	10.7 克
脂肪	0.1 克

Tips
健康饮食小贴士

1. 梨性凉，一次不能吃得过多。脾胃虚寒的人最好将梨切块、煮熟后食用。

2. 梨中糖类和芝麻中所含的蛋白质结合，能调节与平衡人体内蛋白质代谢。

3. 梨中富含钾，和盐中的钠共同作用，能帮助维持人体的酸碱平衡。

4. 梨皮的润肺止咳效果最好，因此生吃时，可在洗净后连皮一起吃。

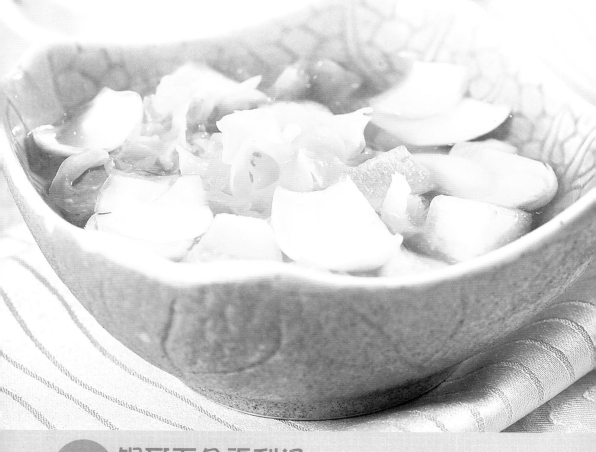

这样吃更瘦身 银耳百合雪梨汤

评级：★★★★

热　量 197 千焦（每 100 克含量）

主食材 雪梨 2 个、水发银耳 100 克、干百合 10 克、枸杞子 10 克。

调味料 冰糖适量。

做　法

1 雪梨用清水洗净，削去皮，去核，切成四方块；干百合洗净用水泡软；枸杞子洗净备用。

2 银耳先用温水浸泡涨发，然后洗净并撕成小朵。

3 锅置火上，将撕好的银耳放进锅内，加入 1000 毫升清水，大火烧开，然后改小火炖煮至银耳软烂时，再放入百合、枸杞子、冰糖和雪梨块，加盖继续用小火慢炖，直到梨块软烂时关火即可。

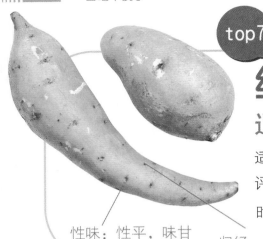

top7

红薯
通便润肠、减肥瘦身

适用量：每餐宜吃 40 克

评级：★★★★

时令 | 1 | 2 | 3 | 4 | 5 | 6 | 7 | 8 | 9 | 10 | 11 | 12

性味：性平，味甘　　　归经：归脾、胃、大肠经

瘦身功效　红薯富含膳食纤维，而且其所含的葡糖苷成分有着和膳食纤维同样的功效，能给肠的活动以强力的刺激，引起蠕动，促进排便，帮助肠道排毒。红薯中的膳食纤维能帮助消除体内废气。

红薯切开后会渗出白色浆状的物质，这种物质是黏蛋白，它能保护黏膜，促进胆固醇的代谢，保持血管壁的弹性，有助降低血压。同时，红薯还具有抗活性氧的作用。由于活性氧可导致动脉硬化，高血压的人经常吃红薯有助于预防脑动脉硬化的产生。另外，红薯和白米一起食用，可以减轻食用红薯后出现的胀气或排气等不适症状。

热量信息	
均衡营养	每 100 克含
热量	414 千焦
蛋白质	1.1 克
纤维素	1.6 克
胡萝卜素	750 微克
脂肪	0.2 克

Tips
健康饮食小贴士

1. 有黑色斑块的红薯不要食用，易引起中毒。
2. 红薯做熟后不宜等放凉了再吃，否则很容易出现上腹部不适。
3. 生红薯中淀粉的细胞膜未经高温破坏，难消化，所以不宜生吃。
4. 红薯一次不宜过多食用，不然会出现烧心、胃酸过多、胀气等不适症状。
5. 红薯在胃中会产酸，胃溃疡及胃酸过多的人不宜食用。

这样吃更瘦身 醋炒红薯丝

评级：★★★

热量 933 千焦（每 100 克含量）

主食材 红薯 250 克。

调味料 葱花、白糖、醋、盐、鸡精、植物油各适量。

做法

1 红薯洗净，去皮，切丝。

2 锅内倒油烧热，炒香葱花，放入红薯丝翻炒，调入盐翻炒至熟，加白糖、醋、鸡精调味即可。

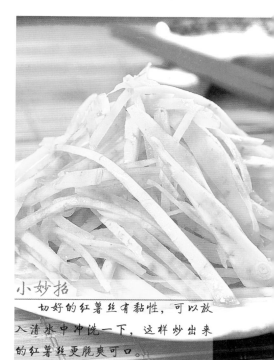

小妙招

切好的红薯丝有黏性，可以放入清水中冲洗一下，这样炒出来的红薯丝更脆爽可口。

这样吃更瘦身 红薯粥

评级：★★★★☆

热量 268 千焦（每 100 克含量）

主食材 大米 50 克、红薯 75 克。

做法

1 大米淘洗干净，加水浸泡；红薯洗干净，去皮，切滚刀块。

2 锅置火上，倒入适量的清水煮沸，将米倒入其中，大火煮沸，放入红薯，转至小火熬煮 20 分钟即可。

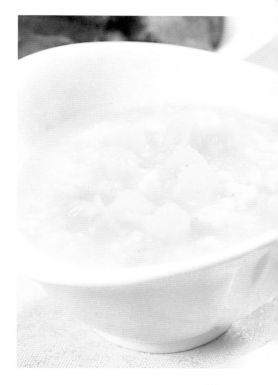

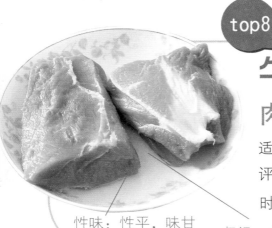

top8

牛肉
肉中骄子

适用量：每餐宜吃 80 克

评级：★★★★

时令 | 1 | 2 | 3 | 4 | 5 | 6 | 7 | 8 | 9 | 10 | 11 | 12

性味：性平，味甘　　归经：归脾、胃经

瘦身功效　牛肉有"肉中骄子"的美誉，是蛋白质含量最多、脂肪最少、血红素铁最丰富的肉类之一。因为牛肉的热量在肉类中属于低的，所以是瘦身时肉类食材的佳选。另外，牛肉富含蛋白质，氨基酸组成比猪肉更接近人体需要，能提高机体抗病能力。

　　牛瘦肉含有丰富的优质蛋白，适量摄取有利于降低高血压的发病率；牛肉还富含锌元素，研究表明，饮食中增加锌的含量，能防止镉增高而诱发的高血压。牛肉与土豆搭配吃，可以利用牛瘦肉富含的蛋白质优势，弥补土豆的不足，而土豆则提供了足够的热能，不至于耗费牛瘦肉蛋白质用于供给能量，大大提高了营养价值。

热量信息	
均衡营养	每 100 克含
热量	444 千焦
蛋白质	20.2 克
钾	284 毫克
碳水化合物	1.2 克
脂肪	2.3 克

Tips
健康饮食小贴士

1. 感染性疾病、肝病、肾病的人慎食。

2. 黄牛肉为发物，患疮疥湿疹、痘痧、瘙痒者慎用。

3. 牛肉加红枣炖服，有助肌肉生长和促进伤口愈合之功效。

4. 牛肉的肌肉纤维较粗糙不易消化，老人、孩子及消化能力较弱的人不宜多吃，或适当吃些嫩牛肉。

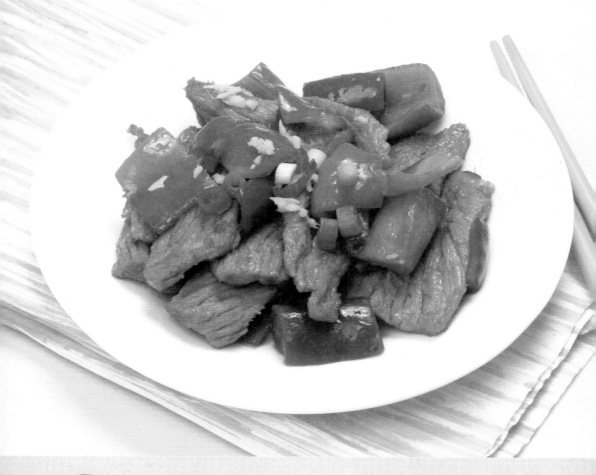

牛肉炒青椒

评级：★ ★ ★

热 量 460 千焦（每 100 克含量）

主食材 牛里脊肉300克、青椒150克。

调味料 葱、姜、胡椒粉、植物油、盐、鸡精、老抽、料酒、水淀粉、糖各适量。

做 法

1 青椒去籽、蒂，洗净，切片；葱、姜洗净后切丝，备用。

2 牛肉先用冷水泡1小时，去血洗净。

3 牛肉去筋络，依肉纹横切薄片，加老抽、胡椒粉、料酒、水淀粉、葱姜丝、清水各适量混合搅匀，腌渍10分钟后，加入些许植物油，再腌1小时。

4 将糖、盐、鸡精、水淀粉调成汁，备用。

5 锅烧至大热，倒油，开始冒白烟时将腌好的牛肉连同青椒一起下锅，迅速翻炒，熟后加入事先调好的汁即可食用。

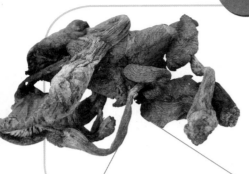

top9

松菇
食用菌之王

适用量：每餐宜吃 4~8 朵

评级：★★★★

时令 | 1 | 2 | 3 | 4 | 5 | 6 | 7 | 8 | 9 | 10 | 11 | 12

性味：性平，味甘　　归经：归脾、胃经

瘦身功效 松菇又叫松蘑、松口蘑、鸡丝菌，肉白质细、口感顺滑，风味极佳，富含钾、铁等微量元素和维生素，为野生蘑菇之首，被誉为"食用菌之王"，不亚于灵芝。

松菇（干）含有丰富的蛋白质和铜等矿物质，能补充大脑所必需的能源，具有健脑的功效，又因其含丰富的膳食纤维，是瘦身期间补充营养最好的食材。

另外，松菇中的成分有药用价值，可以起到强身、益肠胃、止疼等功效；含有具备抗瘤活性的"松茸多糖"，能提高人体的自身免疫能力，是食药兼用真菌中抗癌效果较好的一种。

热量信息	
均衡营养	每 100 克含
热量	469 千焦
蛋白质	20.3 克
纤维素	47.8 克
维生素 E	3.9 毫克
脂肪	3.2 克

Tips
健康饮食小贴士

1.松菇具有强身、健胃、理气、化痰、止痛、驱虫、抗癌和治疗糖尿病的功效。常吃松菇可增强机体免疫力，防止过早衰老。

2.糖尿病患者、电脑工作者、妇女、癌症患者适用。

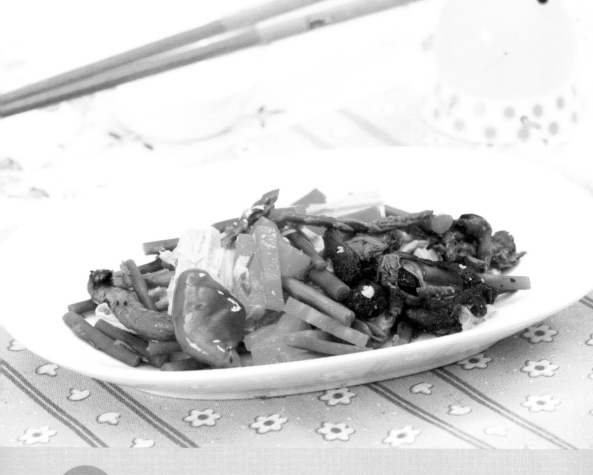

炒松菇

评级：★★★

热　量 933 千焦（每 100 克含量）

主食材 松菇、黑木耳、芦笋、胡萝卜、腐竹。

调味料 葱、胡椒粉、植物油、盐、鸡精、老抽、水淀粉各适量。

做　法

1 松菇、黑木耳（如果是干货，需要先泡软）、腐竹洗净，沥干备用。

2 芦笋、胡萝卜洗净后切片，用沸水焯熟，捞出，沥干备用。

3 锅中放食用油烧热，放入葱和胡椒粉炒出香味，然后下松菇、黑木耳、腐竹、芦笋、胡萝卜煸炒。

4 倒入老抽、盐、鸡精各适量；加少量水焖煮 5 分钟，淀粉勾芡后完成。

小妙招

挑选松菇以片大体轻、黑褐色，身干整齐无泥沙，带白丝、油润、不寡、不碎的为好。

top10

鸡胸肉
瘦身最佳食用部位

每餐宜吃 80~100 克

评级：★ ★ ★ ★

时令 `1` `2` `3` `4` `5` `6` `7` `8` `9` `10` `11` `12`

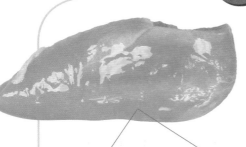

性味：性温，味甘　　归经：归脾、胃经

瘦身功效 　鸡胸部位置的肉是低脂肪、低热量的食物，且营养丰富，是瘦身者摄取动物性蛋白质的首选。鸡肉中含有较多的维生素 B 群，具有恢复体力、保护皮肤的作用，还对造血有很大帮助，有滋阴补血的功效；鸡肉蛋白质含量较高，而且容易被吸收和利用，有增强体力、强壮身体的作用。

　　但要注意，鸡肉不要用油炸，要选择去皮的鸡胸肉，这样才是真正的瘦身吃法。

热量信息	
均衡营养	每 100 克含
热量	556 千焦
蛋白质	19.4 克
钾	338 毫克
碳水化合物	2.5 克
脂肪	5 克

Tips
健康饮食小贴士

　　鸡肉是瘦身时期最佳的肉食选择，但是要注意的是：并不是鸡肉怎么吃都有助于瘦身，一定要记住鸡肉瘦身的两大要点。

　　要点一：各种油炸鸡食品，会让鸡肉热量一下子提升好多，不仅不能瘦身，还会越吃越胖。

　　要点二：虽然鸡胸肉是鸡全身热量最低的，但是必须去掉鸡皮和可见脂肪油块才能成为真正的瘦身食材。

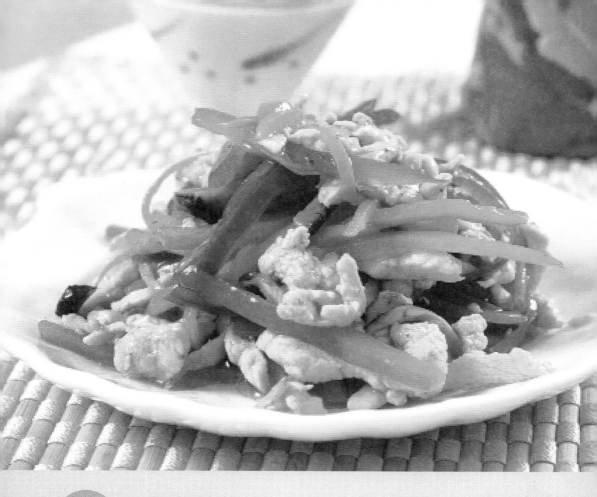

这样吃更瘦身

五彩鸡丝

评级：★ ★ ★

热 量 381 千焦（每 100 克含量）

主食材 鸡胸脯肉 200 克，竹笋丁 40 克，番茄丁、青豆各 30 克，青、红椒丝各 20 克。

调味料 盐、鸡精、料酒、酱油、胡椒粉、水淀粉、葱姜水、鲜汤、植物油各适量。

做 法

1 鸡胸脯肉洗净，切丝，加盐、料酒、酱油、水淀粉拌匀，腌渍待用。

2 将鸡精、葱姜水、胡椒粉、料酒、水淀粉、鲜汤、盐调成调味汁待用。

3 炒锅置火上，倒油烧至六成热，倒入鸡丝炒散，放入笋丁、青红椒丝、青豆翻炒片刻，烹入调味汁，加入番茄丁炒匀即可。

最能有效瘦身的营养素

1. 膳食纤维

膳食纤维被称为人体不可缺少的"第七营养素"，能促进肠道蠕动，加速排便，防止便秘，增加饱腹感，减少热量囤积，有助于控制体重，而且脂肪含量相对较低，不用担心油脂摄取过量。

海藻类或水果的食物纤维能提高分解脂肪酸的功能，所以应该多吃蔬菜、海藻、干薯类、豆类食物，以充分摄取膳食纤维。每天吃下25~30g的纤维质，就可以增加饱腹感，降低热量的吸收，不要超过35克，否则会影响其他营养素的吸收。

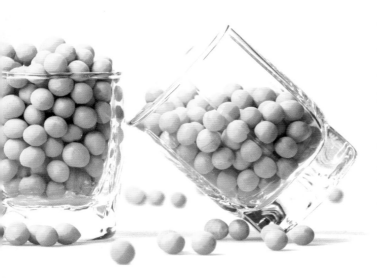

Tips
健康饮食小贴士

1. 菜梗的膳食纤维丰富，请勿将菜梗挑掉，只吃菜叶，要菜叶、菜梗一起吃。

2. 水果皮富含非水溶性纤维，所以水果最好连皮吃，打果汁喝也不要滤渣。

食材中膳食纤维的比例分配（每人每天的摄取）

3 份蔬菜（家常规格）可以获取 8~12g 膳食纤维。

2 份水果（普通大小）可以获取 8~12g 膳食纤维。

1 份主食 可以获取 8~12g 膳食纤维。

以糙米、胚芽米、燕麦等全谷类、全麦为主食，也可以添加红薯、薏仁、绿豆、红豆等。

粗粮具有热量低、维生素高的优点，瘦身的人可以用粗粮来代替主食，既能有饱腹感，又能帮助瘦身。

摄取膳食纤维的同时要注意补充水分

补水公式：体重 kg×(20~30cc)

【举例】体重为 50kg 的人，需要补充水分为 50kg×(20~30cc)=1000~1500cc

富含膳食纤维的食材

蔬菜：芹菜、香菇、竹笋、空心菜、胡萝卜、魔芋、海藻类等。

水果：梨、桃、柳橙、橘子、猕猴桃、小番茄、西柚、木瓜等。

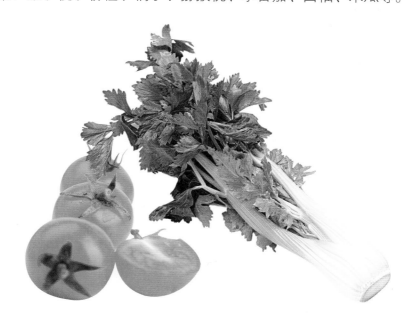

每100克可食用部分中，番茄含有0.5克膳食纤维，芹菜含有1.4克膳食纤维。

2. B 族维生素

B 族维生素能促进碳水化合物、脂肪和蛋白质代谢。体内如果缺乏 B 族维生素，未能分解吸收的食物就会在体内堆积，产生毒素，引起肥胖。维生素 B_1 可以将体内多余的糖类转化为热量。富含维生素 B_1 的食物有猪肝、花生、燕麦等。维生素 B_2 能促进脂肪的新陈代谢。富含维生素 B_2 的食物有香菇、木耳、紫菜等。

肥胖是一种代谢不平衡的状态，而维生素 B 群是影响身体代谢的重要营养素，所以，维生素 B 群的摄取不足也是肥胖产生的原因。

B 群中的 B_1、B_2、B_6 和 B_{12} 可以促进脂肪、蛋白质、糖类的代谢，具有燃烧脂肪、避免脂肪囤积的瘦身功效，主要来源是粗粮、蔬果和蛋奶类等。

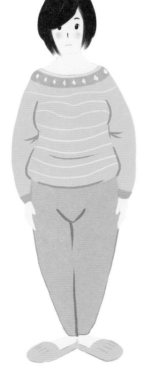

多吃粗粮和果蔬，从中摄取 B 族维生素，促进身体代谢，达到燃烧脂肪、避免脂肪囤积的瘦身功效。

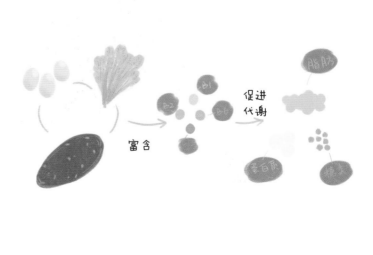

3. 矿物质：锌、钙、钾

锌

锌能维持人体正常的味觉和食欲，促进生长发育。缺锌会导致消化功能紊乱，肌肉组织萎缩，新陈代谢大大减缓。如果及时补充，肌肉质量会很快提高，新陈代谢变得旺盛，从而加速热量燃烧，适量补锌有利于瘦身。

富含锌的食材：肝脏、牡蛎、鱼、坚果、蛋、豆类等。

人们每天从饮食中摄取的锌为 10~15 毫克，其中 20%~30% 被吸收。

钙

钙能在体内生成热量，来消耗脂肪。钙还能帮助清除陈旧脂肪细胞，避免其在体内储存。所以，在减少热量摄入的同时补充钙，有助于增强瘦身效果。富含钙质的食材：牛奶、酸奶、豆腐、油菜、虾米、海藻类、小鱼干等。

钾

摄取充足的钾能促进人体内的代谢功能，帮助身体尽快排出毒素，起到瘦身效果。富含钾的食材：海藻类、豆腐、猕猴桃、草莓、山楂等。

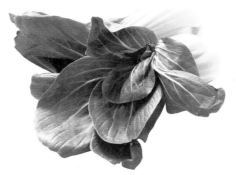

油菜每 100 克可食用部分中，含有 0.33 毫克锌；108 毫克钙；210 毫克钾。

**Tips
健康饮食小贴士**

1. 维生素 B 群和糖、蛋白质、脂肪的代谢密切相关。

2. 维生素 B 群严重缺乏时会出现视力疲劳、角膜充血、口角炎等，因为它们具有维持和改善上皮组织（如眼睛的上皮组织）、消化道黏膜组织健康的作用。

3. 补充维生素 B 可以很好地防治脂肪代谢不良引起的溢脂性皮炎、痘痘、痤疮。

Chapter 4

局部瘦吃出来

打造"巴掌脸"、"小蛮腰"、
"纤细长腿",从吃上着手,
选对食材就能想瘦哪里瘦哪里。

- 9 种瘦脸食材
- 6 种瘦腰腹食材
- 6 种瘦"大象腿"食材
- 4 种去水肿食材
- 4 种瘦全身食材
- 4 种排毒清脂食材

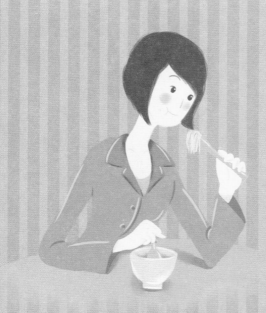

9 种瘦脸食材

相信每个爱美的女人都有"小脸梦"，羡慕着天生脸小的人，想自己也能被人称为"瓜子脸"、"鹅蛋脸"、"巴掌脸"，而不再因为听到"大饼脸"、"包子脸"、"婴儿肥"暗自咬牙。瘦脸已经不单单是肥胖人群的诉求，很多并不胖的人也想让自己的局部——脸，看起来更瘦更小些，因为"瘦脸"会更上镜。

想要一张小脸不能盲目而为，首先要了解胖脸是什么原因引起的，"削骨"、"瘦脸针"都是违背健康原则、不可取的行为，根本还是要合理膳食，在日常的饮食中挑选合适的食材，利用某些食材的独特功效，促进身体新陈代谢功能，进而达到瘦脸效果，同时不会对身体造成伤害。

那么吃什么可以使我们的脸变瘦呢？接下来为想瘦脸的人推荐 10 款瘦脸效果显著的食材。但是，如果你的脸是因为肌肉发达而显得肥胖，请少吃口香糖、甘蔗等需要反复咀嚼的食物，因为这些食物将会锻炼咀嚼肌，促使面部肌肉更显健硕。

多吃消肿利湿、富含纤维素的食物

多吃某些消肿利湿的食物，如薏米、红豆，可以有效瘦脸。同时，利湿的蔬果含有的纤维素较多，如白萝卜、豆芽、黄瓜、冬瓜等，能增进肠道蠕动利于排便，以此排出肠内过多的营养成分及代谢废物，对瘦脸会有非常好的效果。

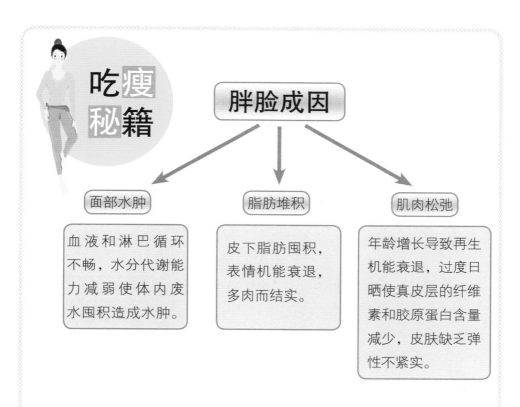

吃瘦秘籍

胖脸成因

面部水肿

血液和淋巴循环不畅，水分代谢能力减弱使体内废水囤积造成水肿。

脂肪堆积

皮下脂肪囤积，表情机能衰退，多肉而结实。

肌肉松弛

年龄增长导致再生机能衰退，过度日晒使真皮层的纤维素和胶原蛋白含量减少，皮肤缺乏弹性不紧实。

针对性瘦脸

面部水肿：多摄入含钾、维生素 E、铁的食物，来促进血液循环，减少水分的滞留。

脂肪堆积：多摄入粗纤维的茎叶类蔬菜，胡萝卜素可以加快脂肪燃烧。

肌肉松弛：多吃富含维生素 C 的果蔬，增加皮肤弹性。

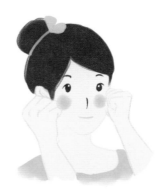

脂肪堆积型胖脸，建议搭配脸部按摩增进瘦脸效果。每天洗过脸后，将按摩霜涂抹于脸部肉多的地方，反复按摩至按摩霜完全吸收后轻拍 200 下。

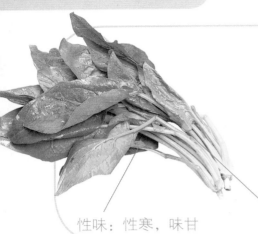

菠菜 评级：★★★

美颜又补血

瘦身关键词 富含钾、铁、酶

适用量： 每餐宜吃 80~100 克

时令 | 1 | 2 | 3 | 4 | 5 | 6 | 7 | 8 | 9 | 10 | 11 | 12 |

性味： 性寒，味甘　　　**归经：** 归肠、胃经

瘦身功效 菠菜是生活中很常见的一种蔬菜，富含人体所需要的钾元素、铁元素、膳食纤维、胡萝卜素、维生素 A 等。其中，钾元素、铁元素对于水肿型瘦脸很有针对性功效。其中富含的酶，能刺激肠胃、胰腺的分泌，既助消化，又润肠道，颇受渴求减肥、美容的人青睐。如果长期坚持下去，菠菜的瘦脸效果远比打瘦脸针好多了，而且不会有副作用。

热量信息

均衡营养	每 100 克含
热量	100 千焦
钾	311 毫克
维生素 A	487 微克
脂肪	0.3 克
纤维素	1.7 克

这样吃更健康

菠菜 + 猪肝 ✔ 补血

菠菜 + 海带 ✔ 强筋健骨

最好不要这样吃

菠菜 + 豆腐 ✕ 妨碍钙吸收形成肾结石

菠菜 + 黄鳝 ✕ 容易腹泻

精选妙招

　　菠菜要选择根部新鲜水灵、叶片颜色深绿有光泽并且充分舒展的。

Tips
健康饮食小贴士

　　菠菜含草酸较多，不利于机体对钙的吸收，所以吃菠菜最安全又有营养的吃法是，先用沸水烫软，把汤倒掉，再凉拌着吃。吃菠菜后多喝些水，可以降低草酸与钙结合的机会。

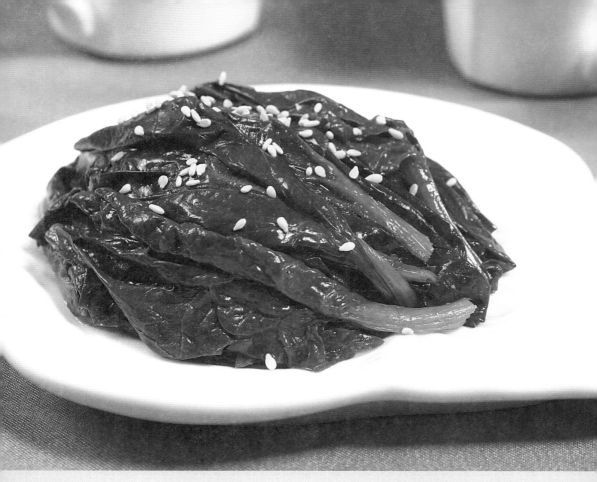

吃瘦食谱 ## 芝麻菠菜

主食材 菠菜、芝麻。

调味料 蒜、香油、盐、糖、醋适量。

做 法

1 锅注水烧开，倒入择洗干净的菠菜，氽烫 1 分钟捞出，过冷水，沥干，切寸段，装盘。

2 将白芝麻倒入干锅中，小火不停翻炒至芝麻变成淡淡的黄色出香味，倒入盘中。

3 依个人口味将调味料拌匀即可。

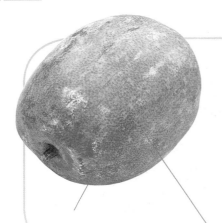

冬瓜

评级：★ ★ ★

利尿消肿

瘦身关键词 胡萝卜素、钾、铁

适用量： 每餐宜吃 100~150 克

时令 | 1 | 2 | 3 | 4 | 5 | 6 | 7 | 8 | 9 | 10 | 11 | 12 |

性味： 性凉，味甘淡　　**归经：** 归肺、肠、膀胱经

瘦身功效 冬瓜中所含的丙醇二酸能有效地抑制糖类转化为脂肪，而且冬瓜本身所含的脂肪量可以忽略不计，热量很低，是瘦身佳品。常吃冬瓜可达到消肿而不伤正气的作用。冬瓜含的胡萝卜素可使肌肤柔嫩。

热量信息

均衡营养	每 100 克含
热量	46 千焦
维生素 C	18 毫克
胡萝卜素	80 微克
钾	78 毫克
脂肪	0.2 克

这样吃更健康

冬瓜 + 白菜 ✔清热解毒

冬瓜 + 海带 ✔益气强身

冬瓜 + 红枣 ✔补气养血

冬瓜 + 螃蟹 ✔瘦身减肥

最好不要这样吃

冬瓜 + 猪肝 ✘ 降低营养

冬瓜 + 胡萝卜 ✘ 营养流失

精选妙招

选冬瓜时要挑个体较大、肉厚湿润、表皮有一层粉末、体重、肉质结实、质地细嫩的，这些冬瓜均为质量好的冬瓜。

Tips
健康饮食小贴士

冬瓜性寒，脾胃气虚、腹泻便溏、胃寒疼痛者忌食生冷冬瓜。女子月经来潮期间和寒性痛经者忌食冬瓜。

冬瓜鲫鱼汤

主食材 鲫鱼 300 克、冬瓜 150 克。

调味料 植物油、盐、葱段、姜片、香菜段、
料酒各适量。

做　法

1 鲫鱼清理干净后切段，控水；冬瓜去
皮除籽，洗净，切成薄片。

2 油热后先爆香葱姜再放鲫鱼，鱼皮煎
黄后加料酒、盐，待烧出酒香时加 3
大碗冷水煮沸。

3 换砂锅加冬瓜小火煨 1 小时，待汤呈
白色、鱼肉烂熟，撒香菜即可。

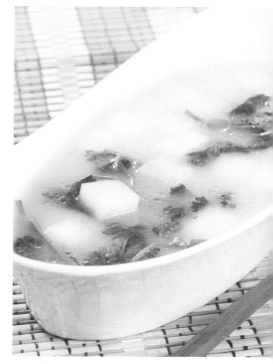

海米冬瓜

主食材 海米 10 克、冬瓜 300 克。

调味料 盐、植物油各适量。

做　法

1 将冬瓜洗净，削皮，切成小块；海米
用水稍洗一下。

2 锅内倒入适量油，待油烧热时，下冬
瓜翻炒，待冬瓜变色后，加入海米和
盐，略加清水，搅匀，盖上锅盖，大
火煮沸后转小火烧透入味即可。

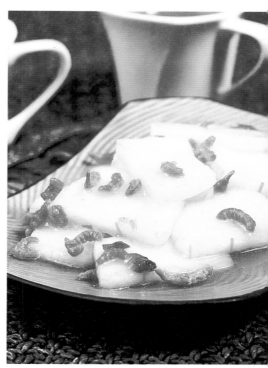

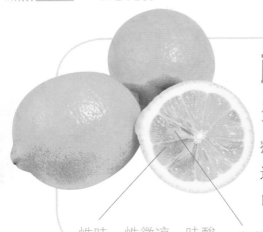

柠檬 评级：★ ★ ★

美白的天然佳品

瘦身关键词 钾、维生素 C、水分

适用量： 每餐宜吃 100~150 克

时令 | 1 | 2 | 3 | 4 | 5 | 6 | 7 | 8 | 9 | 10 | 11 | 12 |

性味： 性微凉，味酸　　**归经：** 归肺、胃经

瘦身功效 柠檬中钾、柠檬酸和水分的含量较高，鲜柠檬维生素含量颇为丰富，能有效防止和消除皮肤暗色素的沉淀，是美白的天然佳品。因为柠檬生吃具有良好的安胎止呕作用，所以柠檬更适合肥胖的孕妈妈。

热量信息

均衡营养	每 100 克含
热量	59 千焦
维生素 C	22 毫克
钾	209 毫克
纤维素	1.3 克
脂肪	1.2 克

这样吃更健康

柠檬 + 蜂蜜 ✓养颜美容

柠檬 + 醋 ✓更瘦身

最好不要这样吃

柠檬 + 海鲜 ✕ 容易食物中毒

柠檬 + 牛奶 ✕ 牛奶变质

精选妙招

　　优质的柠檬形状椭圆、两端稍尖均突起，个头中等似橄榄球状。成熟的柠檬皮色鲜黄，但是不排除是因为洒了保鲜剂的原因，所以建议可以选择皮稍绿的柠檬，皮绿的柠檬一般不会洒保鲜剂。

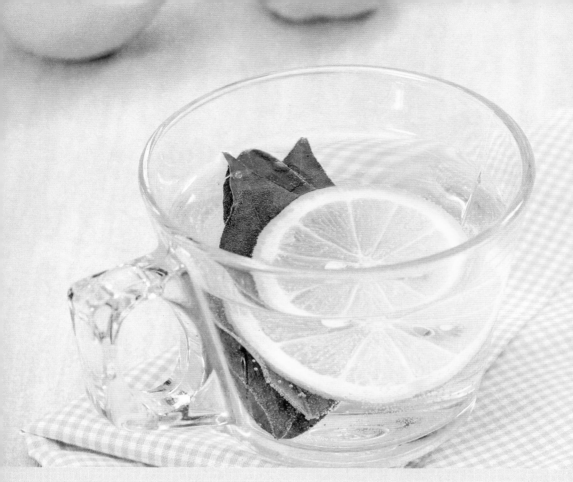

吃瘦食谱 橘叶柠檬糖水

主食材 柠檬片、橘叶。

调味料 冰糖。

做 法

1 准备一锅清水；柠檬清洗干净后切 4 片备用。

2 将 4 片柠檬和 5 片橘叶一起放入清水中煮沸后，加入少许冰糖即可饮用。

Tips
健康饮食小贴士

　　柠檬中富含的维生素 C 和海鲜混食容易产生类似砒霜的物质，所以柠檬不宜和海鲜同食。另外，胃溃疡、胃酸分泌过多、患有龋齿者和糖尿病患者慎食。

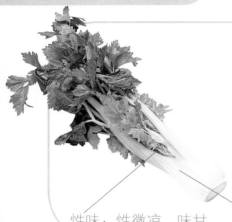

芹菜 评级：★★★

美白肌肤、淡化色斑

瘦身关键词 钙、钾、膳食纤维

适用量：每餐宜吃 50 克

时令 | 1 2 3 4 5 6 7 8 9 10 11 12

性味：性微凉，味甘　　归经：归肺、胃、肝经

瘦身功效 芹菜属于粗纤维食材，咀嚼和消化芹菜所需要的热量将超过它自身的热量，咀嚼的过程中就会消耗脸部脂肪的热量，达到瘦脸效果，而且芹菜中的膳食纤维能刺激肠道蠕动，加速身体废物排出，避免脂肪堆积。

热量信息

均衡营养	每 100 克含
热量	59 千焦
钙	48 毫克
钾	154 毫克
磷	50 毫克
脂肪	0.1 克

这样吃更健康

芹菜 + 虾皮　✔ 促进新陈代谢

芹菜 + 墨鱼　✔ 强化心脏

芹菜 + 番茄　✔ 降血压

最好不要这样吃

芹菜 + 黄瓜　✘ 降低营养

芹菜 + 蜂蜜　✘ 容易腹泻

芹菜 + 菊花　✘ 刺激肠胃

精选妙招

以大小整齐，菜梗粗壮、肥嫩，梗长约 25~30 厘米、叶梗无锈斑、色泽鲜绿洁白为佳。

Tips
健康饮食小贴士

芹菜和西芹是有区别的，西芹一般比较干，比较香，多用于做香料；芹菜水分较多，常用做蔬菜食用。

凉拌芹菜配腐竹

主食材 芹菜 250 克、水发腐竹 150 克。

调味料 盐、醋、香油、鸡精各适量。

做 法

1 芹菜去叶，洗净切斜段；水发腐竹洗净，切斜段，备用。

2 芹菜用沸水焯过后捞出，用凉白开水过凉，沥干，与腐竹一起装盘。

3 将所有调料按照自己的口味调好后浇汁拌匀即食。

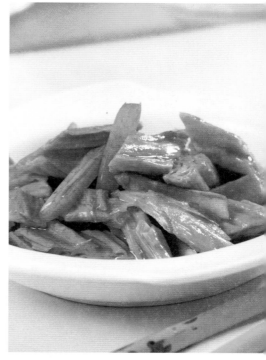

芹菜炒虾仁

主食材 芹菜 400 克、虾仁 50 克。

调味料 葱末、姜丝、料酒、鸡精、盐、清汤、淀粉、油等各适量。

做 法

1 芹菜去叶，洗净切斜段，用沸水焯过后捞出，沥干；虾仁洗净，备用。

2 锅加热倒油，烧热后放虾仁翻炒几下，放葱末、姜丝翻炒至虾仁稍变颜色，再放芹菜翻炒片刻，加盐、料酒、鸡精、清汤炒匀，用淀粉勾芡后即可。

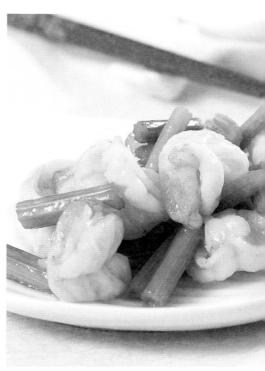

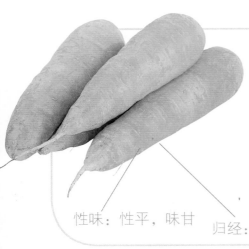

胡萝卜 评级：★★★

保护眼睛、滋润肌肤

瘦身关键词 胡萝卜素、维生素 A

适用量：每餐宜吃 70 克

时令 | 1 | 2 | 3 | 4 | 5 | 6 | 7 | 8 | 9 | 10 | 11 | 12

性味：性平，味甘　　归经：归肺、脾经

瘦身功效 胡萝卜富含的维生素和胡萝卜素能有效地刺激皮肤新陈代谢，增进血液循环，而其所含的胡萝卜素还能加快脸部脂肪的燃烧，从而帮助你快速变成紧致小脸美人。同时，常吃胡萝卜能起到美目、补血的效果。

这样吃更健康

胡萝卜 + 莴笋 　✔强心健脾

胡萝卜 + 香菜 　✔去脂瘦身

胡萝卜 + 蜂蜜 ✔润肠通便

最好不要这样吃

胡萝卜 + 酒 　✘ 损害肝脏

胡萝卜 + 醋 ✘ 破坏营养

胡萝卜 + 辣椒 ✘ 影响吸收

精选妙招

　　质量好的胡萝卜色泽鲜嫩，匀称直溜，掐上去水分很多。

热量信息	
均衡营养	每 100 克含
热量	155 千焦
胡萝卜素	4130 微克
钾	190 毫克
维生素 A	688 微克
脂肪	0.2 克

Tips
健康饮食小贴士

　　胡萝卜用油烹制或与肉类一起烹调的方式较好，可以增强人体对胡萝卜素的吸收，烹调时，不宜加醋，以免胡萝卜素损失。

吃瘦食谱　素炒胡萝卜丝

主食材 胡萝卜 300 克。

调味料 香菜、盐、鸡精、植物油各适量。

做法

1 胡萝卜洗净，切丝；香菜洗净，切段，待用。

2 炒锅置火上，倒油烧热，下入胡萝卜丝煸炒至变软，加入香菜，调入盐、鸡精即可。

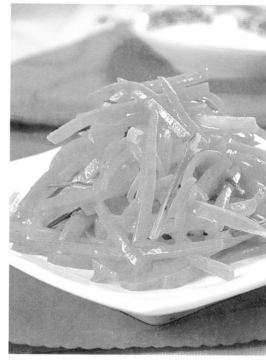

吃瘦食谱　胡萝卜烩木耳

主食材 胡萝卜片 200 克，水发木耳 50 克。

调味料 姜末、葱末、盐、白糖各 3 克，生抽 10 克，香油少许。

做法

1 锅置火上，倒油烧至六成热，放入姜末、葱末爆香，下胡萝卜、木耳翻炒。

2 加入生抽、盐、白糖翻炒至熟，点香油调味即可。

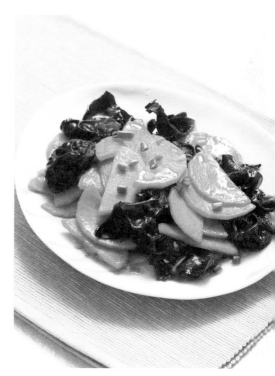

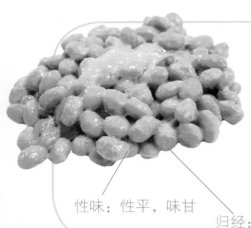

纳豆

评级：★ ★ ☆

促进代谢、养颜瘦身

瘦身关键词 高纤维、蛋白质、纳豆激酶

适用量：每天宜吃 30~100g 克

性味：性平，味甘

归经：归脾、胃、大肠经

瘦身功效 纳豆比直接煮熟的大豆营养更丰富，蛋白质、纤维、钙、铁等含量更高，纳豆中含有纳豆激酶，可加速新陈代谢，利于瘦身。纳豆激酶能分担酒后肝脏的压力，缓解醉酒症状。常吃纳豆可以达到美容养颜瘦身功效。

这样吃更健康

纳豆 + 海带 ✓ 更能发挥纳豆的营养价值

最好不要这样吃

纳豆 + 虾皮 ✗ 影响消化

纳豆 + 奶制品 ✗ 影响钙质吸收

纳豆 + 猪血 ✗ 容易消化不良

精选妙招

颜色剔透、气味纯正没有恶臭。

热量信息

均衡营养	每 100 克含
热量	753 千焦
碳水化合物	11 克
纤维素	7.6 克
蛋白质	14 克
脂肪	10 克

Tips
健康饮食小贴士

晚餐吃纳豆保健效果最好。因为食用纳豆后1~12 小时纳豆激酶发挥溶解血栓的功能，而清晨是脑梗死、心肌梗死等各种血栓病的发病高峰，因此每晚或清晨吃效果最佳。

纳豆闷萝卜

主食材 纳豆 100 克、白萝卜。

调味料 花椒、大料、料酒、生抽、鸡精、盐等适量。

做　法

1 萝卜洗净切小块备用。

2 醒纳豆：将买来的纳豆用筷子搅拌几分钟，让它充分拉丝，在空气中暴露几分钟。

3 锅中加水将萝卜、花椒、大料、料酒一起煮熟，盛盘，取适量纳豆拌入即可。生抽、鸡精、盐根据自己口味调配。

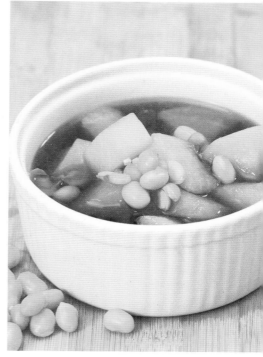

 纳豆沙拉

主食材 纳豆 100 克、玉米粒 30 克，青豌豆 30 克、黄瓜（可以根据个人喜好任意搭配）。

调味料 生抽、芥末、盐、橄榄油等适量。

做　法

1 将买来的纳豆搅拌后醒几分钟。

2 黄瓜洗净切丁；玉米粒、青豌豆用沸水焯熟，备用。

3 将醒好的纳豆、黄瓜丁、青豌豆和玉米粒放入沙拉碗，加入适量生抽、芥末、盐和橄榄油，搅拌均匀即可。

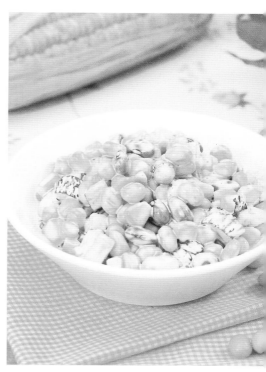

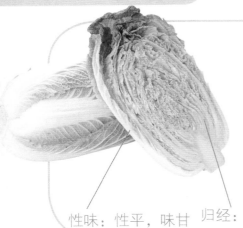

白菜 评级：★ ★ ★

制造胶原蛋白的必需物

适用量：每天宜吃 150~300 克

瘦身关键词 维生素 C 、膳食纤维

时令 | 1 | 2 | 3 | 4 | 5 | 6 | 7 | 8 | 9 | 10 | 11 | 12

性味：性平，味甘 归经：归胃、大肠经

瘦身功效 白菜中富含维生素 C，它是制造胶原蛋白的必需物，抗氧化，使皮肤保持弹性无皱纹。白菜含有 90% 以上的纤维素，不但能起到润肠、排毒的作用，还能促进人体对动物蛋白质的吸收。

这样吃更健康

大白菜 + 豆腐 ✔ 清热利尿

大白菜 + 虾仁 ✔ 预防牙龈出血

大白菜 + 番茄 ✔ 提高免疫力

最好不要这样吃

大白菜 + 兔肉 ✗ 呕吐腹泻

大白菜 + 黄瓜 ✗ 营养流失

大白菜 + 蛋清 ✗ 降低营养

大白菜 + 南瓜 ✗ 降低营养

精选妙招

　　大白菜宜选购新鲜、嫩绿、较紧密和结实的。

Tips
健康饮食小贴士

　　1. 不要吃隔夜的熟白菜，因为隔夜的熟白菜会产生亚硝酸盐，亚硝酸盐在人体内会转化为一种叫亚硝胺的致癌物质。

　　2. 大白菜性凉偏寒，胃寒腹痛、大便溏泻及寒痢者不可多食。

热量信息

均衡营养	每 100 克含
热量	71 千焦
纤维素	1.81 克
维生素 C	31 毫克
蛋白质	1.5 克
脂肪	0.1 克

金丝白菜

主食材 白菜 200 克、山楂糕 30 克。

调味料 白糖、醋、芝麻油各适量。

做　法

1 白菜切细丝，山楂糕切细丝。

2 将醋、白糖、芝麻油放入碗中，调匀，
　备用。

3 将白菜丝放入盘内，将调好的汁淋入，
　拌匀，摆上山楂糕丝即可。

小妙招

　　白菜先用盐腌一下，可以去除一些菜的
生涩味，也可以使菜先入味。

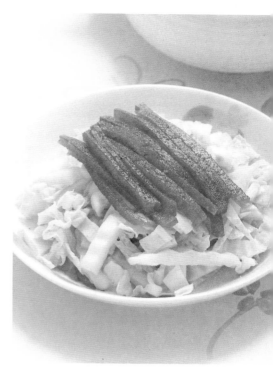

 开洋白菜

主食材 白菜 200 克，水发香菇、海米（开
　　　　洋）、胡萝卜各 30 克。

调味料 盐 4 克，高汤、水淀粉各适量。

做　法

1 白菜洗净，片成片；海米洗净，泡发；
　香菇洗净，去蒂，切块；胡萝卜洗净
　切片。

2 油锅烧热，炒香海米和香菇，放白菜
　和胡萝卜片，倒高汤炒熟，加盐，用
　水淀粉勾芡即可。

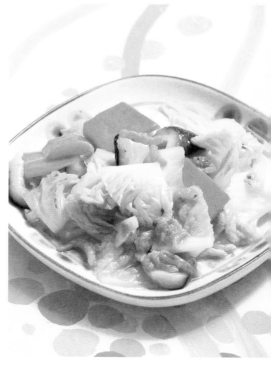

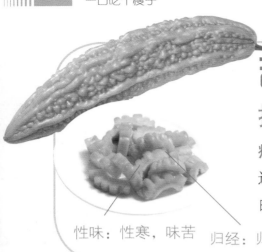

苦瓜

评级： ★ ★ ☆

提高免疫细胞活性

瘦身关键词 维生素 C、钾

适用量：每天宜吃 150 克

时令 | 1 2 3 4 5 6 7 8 9 10 11 12

性味：性寒，味苦　　归经：归心、脾、肺经

瘦身功效 苦瓜富含维生素 C 等营养成分，能够激发人体免疫系统的防御功能，提高免疫细胞的活性，有效清除体内有害物质。中医专家认为，用苦瓜泡茶或榨汁来喝，排毒瘦身的功效非常好。

这样吃更健康

苦瓜 + 鸡蛋　✓ 保护骨骼

苦瓜 + 猪肝　✓ 补肝明目

苦瓜 + 豆腐　✓ 补钙降压

苦瓜 + 猪肉　✓ 补铁补血

最好不要这样吃

苦瓜 + 黄瓜　✗ 影响吸收

苦瓜 + 牡蛎　✗ 营养流失

精选妙招

苦瓜要挑果瘤大、果形直立、颜色翠绿的，另外，重量在 200 克左右的最好，太轻或者太重都不太好。

热量信息	
均衡营养	每 100 克含
热量	79 千焦
维生素 C	56 毫克
钾	256 毫克
胡萝卜素	100 微克
脂肪	0.1 克

Tips
健康饮食小贴士

苦瓜性寒，一次不要吃得过多，最好不要空腹食用，容易损伤脾胃。

吃瘦食谱 ## 干煸苦瓜

主食材 苦瓜 300 克。

调味料 干红辣椒、花椒、盐、料酒、鸡精、植物油各适量。

做 法

1 苦瓜洗净，去两头，剖两半，去瓤去籽，切片，放凉开水中泡 30 分钟，捞出，沥干；干红辣椒洗净，切段。

2 锅置火上，放油烧热，放入干红辣椒、花椒爆香，下入苦瓜炒熟，至炒干水分后加盐、料酒、鸡精炒匀即可。

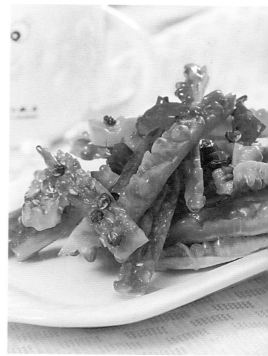

 吃瘦食谱 ## 苦瓜排骨汤

主食材 苦瓜 250 克、排骨 200 克。

调味料 葱段、姜片、料酒、盐适量。

做 法

1 将苦瓜去瓜蒂、去瓤，洗净，切成块，放沸水中汆烫，洗净；排骨洗净，切小块。

2 锅置火上，放入排骨、清水，大火烧开，撇去浮沫后放入葱段、姜片、料酒，改用小火烧至排骨熟烂，加入苦瓜同煮约 10 分钟，加盐调味即可。

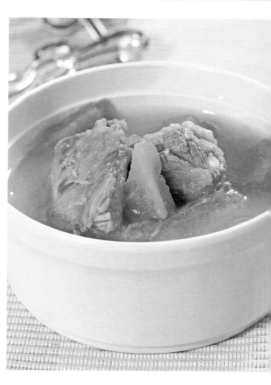

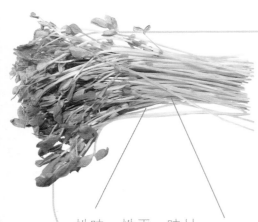

豆苗

评级：★ ★ ☆

让肌肤清爽不油腻

瘦身关键词 维生素 C、钙、
胡萝卜素

适用量： 每餐宜吃 50 克

性味：性平，味甘　归经：归心、脾、胃、大肠经

瘦身功效 豆苗富含钙、维生素 C、胡萝卜素等，还含有一定量的蛋白质，营养丰富热量低，非常适宜瘦身期间食用。另外，豆苗还有助于肌肤清爽不油腻。

热量信息	
均衡营养	每 100 克含
热量	142 千焦
钙	40 毫克
维生素 C	67 毫克
胡萝卜素	2667 微克
脂肪	0.8 克

这样吃更健康

豌豆苗 + 猪肉 ✓预防糖尿病

最好不要这样吃

豌豆苗 + 羊肉 ✗ 易发生黄疸和脚气病

精选妙招

大叶茎直、叶身幼嫩、叶色青绿呈小巧形状为优。因豆苗叶子含水分比较多，不容易久放，所以建议现吃现买，或控干表面水分放入打洞的保鲜袋，存入冰箱冷藏。

┃Tips
健康饮食小贴士

豌豆苗含有较为丰富的膳食纤维，可以防止便秘，有清肠作用。

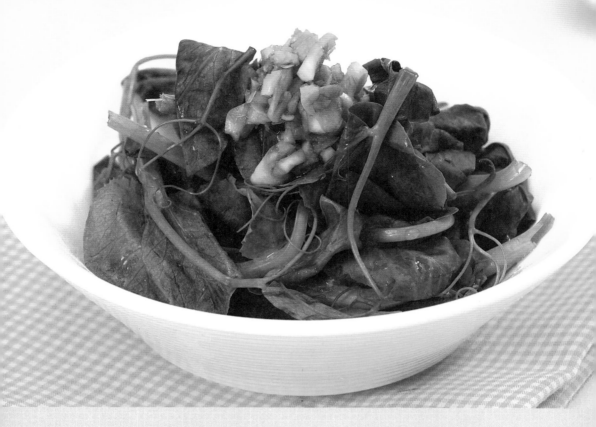

蒜泥凉拌豌豆苗

主食材 豌豆苗 250 克。

调味料 枸杞、大蒜、姜、香油、盐、鸡精各适量。

做 法

1 豌豆苗去杂质洗净，用开水焯熟，捞出，沥干备用。

2 姜切丝，蒜切末，枸杞用温开水泡好。

3 将豆苗盛盘，放入姜丝、蒜末、枸杞，盐、鸡精适量，淋上香油，拌匀后即可食用。

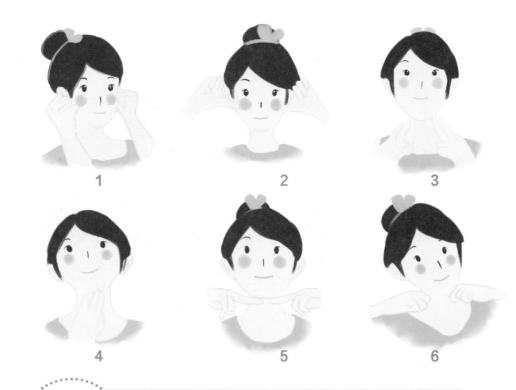

辅助瘦身小诀窍

6步瘦脸操 打造紧实小脸

准备活动：先清洁脸部，然后涂抹适量按摩膏。

1步：双手拳头，用四指关节由嘴角向耳根方向滑动按摩10次，有助提脸颊。

2步：用大拇指从脸颊中间沿颧骨下面往耳际方向按压10次，每按压一次稍停顿几秒，有助提脸颊。

3步：食指和中指并拢，从耳朵中间位置沿脖子向下滑动按摩10次，有助淋巴排毒。

4步：轻捏下巴下面的赘肉20次，有助消除双下巴。

5步：食指和中指并拢，左右推下巴下面的赘肉20次，有助消除双下巴。

6步：食指弯曲，用指关节沿下巴向耳根处滑动按摩，然后再从耳根沿脖子向下滑动按摩10次，有助塑造脸形。

6 种瘦腰腹食材

你是一天有一半以上的时间都坐着吗？

你是喜欢瘫靠在椅背上或者走路弯腰驼背吗？

你是经常便秘吗？

如果你有一条肯定的回答，就很容易成为"小腹婆"。腹部是全身最容易堆积脂肪的部位，又因为距离心脏较近，堆积的脂肪很容易进入血液循环中，为心脏带来危害。除了让自己站有站相、坐有坐相，走路挺胸抬头外，想要瘦肚子先从排毒、清脂开始，在日常饮食中多摄取富含乳酸菌、膳食纤维、维生素 C、β - 胡萝卜素、溶脂剂等的食材，运用合理的膳食帮你磨平小肚子。

多吃橙色水果和蔬菜

胡萝卜、南瓜和桃子富含 β - 胡萝卜素；柑橘、樱桃、猕猴桃富含维生素 C，都可以避免腹部堆积脂肪，而且橙色果蔬中较高含量的纤维素更能饱腹，让你在瘦身时期不容易饥饿。

多吃鱼类和蛋类

医学调查结果表明鱼类和蛋类中的优质蛋白不仅能帮助身体增加能量，还有利于减少腹部脂肪的堆积。

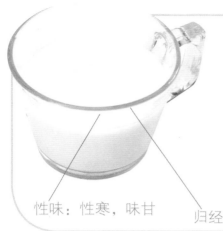

酸奶

评级：★ ★ ★

加强瘦身又补钙

瘦身关键词 多种酶类、钙

适用量： 每天宜吃 250 克

性味：性寒，味甘　　归经：归胃、肠经

瘦身功效 酸奶中含有多种酶，能促进胃液分泌，加强消化，避免脂肪在腹部堆积，有很好的减肥作用。此外，酸奶中含有较多钙质，能抑制人体内胆固醇合成酶的活性，也能减少人体对胆固醇的过度吸收，加强瘦身效果。

热量信息

均衡营养	每 100 克含
热量	305 千焦
钙	118 毫克
钾	150 毫克
蛋白质	2.5 克
脂肪	2.7 克

这样吃更健康

酸奶 + 苹果　✔ 润肠排毒

酸奶 + 绿茶 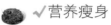　✔ 营养瘦身

酸奶 + 木瓜 　✔ 瘦身丰胸

最好不要这样吃

酸奶 + 腊肉　✘ 致癌物质

精选妙招

　　在选购酸奶时，要注意观察酸奶包装上的标签，特别是要看配料表和产品成分表，便于区分此种酸奶是纯酸牛奶还是调味酸牛奶，或是果料酸牛奶，再根据产品成分表中脂肪含量的多少，选择自己需要的产品。

Tips
健康饮食小贴士

　　酸奶一经蒸、煮，不但其所含的大量活性乳酸菌会被杀死，而且会失去其特有的口味和口感。因此，酸奶不能加热饮用。

芦荟酸奶

主食材 芦荟叶 3 ~ 5 厘米、 原味酸奶
100 ~ 150 毫升。

做 法

1 芦荟叶子洗净,去刺,使用前切成薄片。
2 将芦荟片加入原味酸奶中,喜欢甜口
味的可加入适量的蜂蜜。

**Tips
健康饮食小贴士**

　　在芦荟中加入酸奶,能修复受损伤的
胃黏膜,增加肠内的益生菌,对恢复胃功
能很有效果。

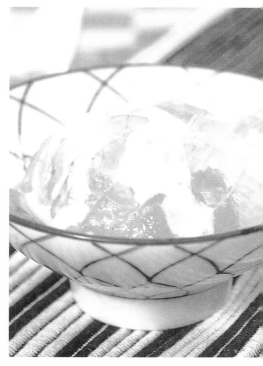

酸奶青木瓜汁

主食材 无糖酸奶 150 毫升、青木瓜 1 个、
蜂蜜适量。

做 法

1 青木瓜洗净后削皮、去瓤。
2 将木瓜切块后榨汁,倒入酸奶搅拌均
匀后即可饮用。喜欢甜口味的可加入
适量的蜂蜜。

**Tips
健康饮食小贴士**

　　喝完酸奶要及时漱口,或用吸管饮用,
能减少乳酸菌接触牙齿的机会,降低由乳
酸菌引发龋齿的概率。

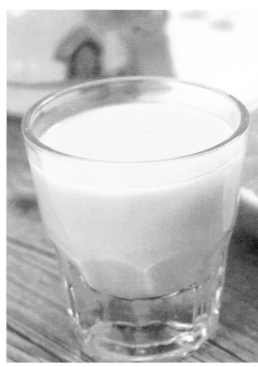

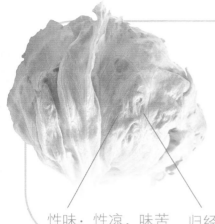

生菜 评级：★★★

滋润肌肤、清热消炎

瘦身关键词 膳食纤维、维生素 C

适用量： 每餐宜吃 60 克

时令 `1` `2` `3` `4` 5 6 7 8 9 10 `11` `12`

性味：性凉，味苦　归经：归胃、肠经

瘦身功效 生菜是常见的减肥蔬菜，含有充足的膳食纤维及维生素 C，可以产生饱腹感，控制进食量，并能减少体内多余脂肪，还可以把我们消化道中的头发、金属屑或沙砾等异物包裹起来，然后随大便排出体外。

这样吃更健康

生菜 + 大蒜 ✓清热解毒

生菜 + 海带 ✓促进吸收

生菜 + 豆腐 ✓美白皮肤

最好不要这样吃

生菜 + 蜂蜜 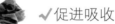 ✗ 容易腹泻

精选妙招

　　菜色青绿、茎部带白、叶大而短身的生菜比较好吃。

Tips
健康饮食小贴士

　　1. 生菜的焯烫时间要短，否则颜色会变黄。

　　2. 生菜熟吃更营养，用油炒后食用，与生吃相比，营养素的吸收率可提高 10 倍左右。

热量信息

均衡营养	每 100 克含
热量	63 千焦
维生素 C	20 毫克
钾	100 毫克
钙	70 毫克
脂肪	0.4 克

蚝油生菜

主食材 生菜 300 克。

调味料 蚝油 15 克，葱末、姜末、蒜末、
生抽各 3 克，水淀粉适量。

做　法

1 生菜洗净，撕成大片，焯熟，控干水，
盛盘。

2 油锅烧热，爆香葱末、蒜末、姜末，
放生抽、蚝油和水烧开，勾芡，浇盘
中即可。

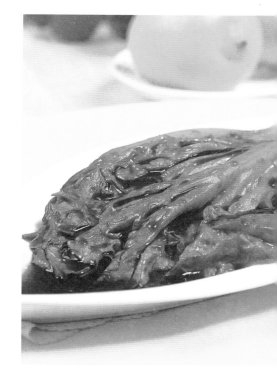

 麻酱拌生菜

主食材 生菜 300 克。

调味料 芝麻酱 20 克，白糖、盐、香油
各 3 克。

做　法

1 生菜洗净撕成片；芝麻酱用盐、白糖
和少许水调开。

2 将调好的芝麻酱浇在生菜上，淋少许
香油即可。

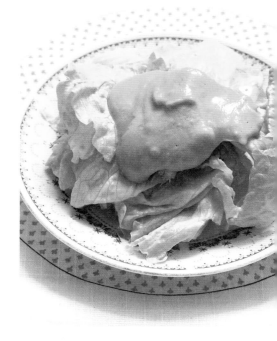

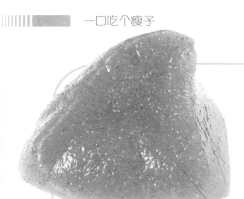

魔芋

评级：★★★★

超强饱腹感

瘦身关键词 膳食纤维、碳水化合物、钙、钾、磷

适用量： 每餐宜吃 60 克

性味：性寒，味甘　　归经：归胃、肠经

瘦身功效 魔芋中含量最大的葡甘露聚糖（GM）具有强大的膨胀力，既可填充胃肠，消除饥饿感，又因其所含的热量微乎其微，所以对于控制体重是非常理想的食物。控制不住饥饿感却又想减肥的女士可以用魔芋来填饱肚子。

这样吃更健康

魔芋 + 菠菜　✔ 排毒解毒

魔芋 + 玉米　✔ 通便排毒

魔芋 + 鸡肉　✔ 美容养颜

最好不要这样吃

魔芋 + 茶 ✘ 营养流失

精选妙招

选购魔芋时要看颜色，好的魔芋是黄白色，颜色比较自然，如果魔芋的颜色非常白，通常是加入了色素的缘故；而且魔芋本身会有一股腥味，这是魔芋天生的气味。

Tips 健康饮食小贴士

魔芋中的纤维能促进胃肠蠕动，润肠通便，防止便秘和减少肠对脂肪的吸收，有利于肠道病症的治疗，并能减少体内胆固醇的积累，对防治高血压、冠状动脉硬化有重要意义。

热量信息

均衡营养	每 100 克含
热量	29 千焦
蛋白质	0.2 克
碳水化合物	3 克
钠	100 毫克
脂肪	0 克

吃瘦食谱 # 清炒魔芋丝

主食材 魔芋 1 包、黄瓜丝和火腿丝各少许。

调味料 植物油、葱段、姜丝、盐、鸡精、白糖、水淀粉各适量。

做 法

1 魔芋洗净，切丝。

2 锅内倒油烧热，放入姜丝、葱段炒香，放入魔芋丝翻炒至八分熟，加入盐、鸡精、白糖拌匀，水淀粉勾芡，装盘后撒上黄瓜丝和火腿丝装饰即可。

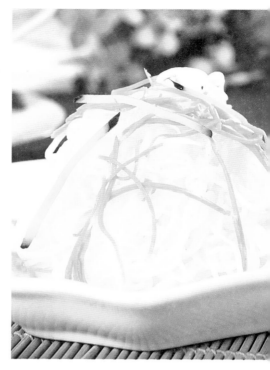

吃瘦食谱 # 魔芋炖鸡腿

主食材 魔芋 300 克、鸡腿 150 克。

调味料 葱花、盐、酱油、鸡精、植物油各适量。

做 法

1 魔芋洗净，切块；鸡腿洗净，去皮，剁成小块，入沸水中焯透，捞出备用。为了更入味可以在鸡腿上划一刀。

2 炒锅置火上，倒入适量植物油，待油烧至七成热，加葱花炒香，加鸡腿和魔芋块翻炒均匀。

3 加酱油和适量清水炖至鸡腿和魔芋块熟透，用盐和鸡精调味即可。

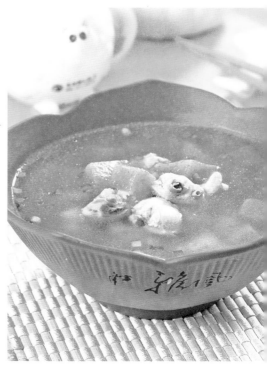

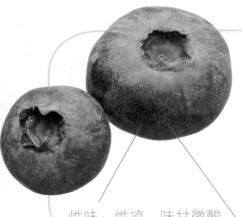

蓝莓

评级：★ ★ ★

充当"溶脂剂"

瘦身关键词 花青素、溶脂剂

每餐宜吃 15 克

时令 | 1 | 2 | 3 | 4 | 5 | 6 | 7 | 8 | 9 | 10 | 11 | 12

性味：性凉，味甘微酸

归经：归心、肠经

瘦身功效 蓝莓作为浆果的一种，其中富含的抗氧化剂就很好地充当了"溶脂剂"的角色，加快小腹的塑形。另外，多吃蓝莓和黑莓还可以美容养颜。

精选妙招

新鲜的蓝莓看上去果肉紧实、干性、饱满且表皮细滑。成熟蓝莓要通过颜色分辨，应该是在深紫色和蓝黑色之间，这样的蓝莓才好吃。

热量信息	
均衡营养	每 100 克含
热量	238 千焦
蛋白质	0.74 克
纤维素	2.4 克
维生素 C	9.7 克
脂肪	0.33 克

吃瘦食谱

自制蓝莓酱

主食材 蓝莓 300 克、柠檬半个。

调味料 麦芽糖、细砂糖适量。

做 法

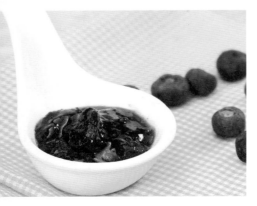

1 蓝莓洗净滤干；锅中注入 50 毫升水，将半个柠檬挤汁加入水中，再放入蓝莓。

3 先中火煮沸，煮出蓝莓的紫红色汁液，转成小火，加入适量麦芽糖，边煮边搅拌。

4 麦芽糖均匀化开后加细砂糖，继续小火边煮边搅拌 20 分钟，汁液变黏稠即可。

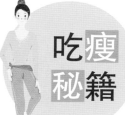

吃瘦秘籍

充分利用生理期瘦身

两个瘦身黄金阶段

阶段一：月经时 7 天

此阶段身体为不爱发胖体质，可以吃些平时很想吃但为了瘦身不得不忍住的食物，但是要注意不可无节制。

阶段二：月经后 7~14 天

此阶段身体处于瘦身加速期，恢复瘦身饮食配合运动，将有事半功倍的瘦身效果。

红酒瘦身的妙用

女性每天适量喝些红酒更容易避免腹部肥胖，因为适量地饮用红酒有助消化，防治便秘，利尿防水肿，抑制脂肪吸收。同时，还有滋补、养颜、抗衰老的作用。红酒每 100 克约含热量 305 千焦，建议每天饮用 120 毫升为佳。

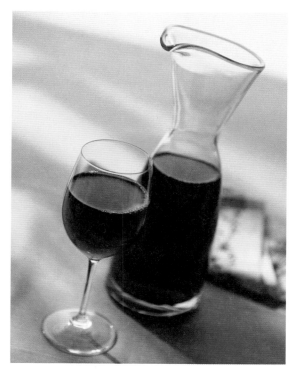

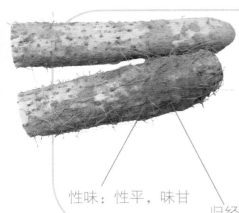

山药 评级：★★★

减少皮下脂肪堆积

瘦身关键词 水溶性纤维、消化酶

适用量：每天宜吃 80 克

时令 `1` `2` `3` `4` `5` `6` `7` `8` `9` `10` `11` `12`

性味：性平，味甘

归经：归脾、肺、肾经

瘦身功效 山药最大的特点是能够供给人体大量的黏液蛋白，它可以减少皮下脂肪沉积。山药中所含的水溶性纤维容易产生饱腹感，可控制食欲；消化酶能促进淀粉的分解，加速新陈代谢减少多余脂肪，是天然的瘦身佳品。

热量信息

均衡营养	每 100 克含
热量	234 千焦
蛋白质	1.9 克
纤维素	0.8 克
钙	16 克
脂肪	0.2 克

这样吃更健康

山药 + 鸭肉 ✓ 降低胆固醇

山药 + 莲子 ✓ 健脾补肾

山药 + 玉米 ✓ 有助吸收更多营养素

最好不要这样吃

山药 + 鱼 ✗ 会引起腹痛、恶心、呕吐

山药 + 鹿肉 ✗ 生涩易便秘

山药 + 黄瓜 ✗ 破坏营养

精选妙招

买山药时要选横断面有黏液，外皮无损伤和异常斑点的。同等个头的，较重的好；同品种的，须毛越多越好。山药肉质应呈雪白色，为新鲜的；若呈铁锈色勿购买。冬天买山药时，可以用手先握几分钟，如果感觉到山药"有汗"溢出就说明此山药被冻过，冻过的山药掰开看有硬心且肉色发红，黏液会化水。

吃瘦食谱 # 番茄炒山药

主食材 山药 200 克、番茄块 100 克。

调味料 葱末、姜末、盐各 5 克，香油适量。

做　法

1 山药洗净，削皮切片，焯一下捞出。

2 油烧热，爆香葱末、姜末，放番茄块煸炒，倒入山药片，放盐炒熟，点香油即可。

小妙招

切好的山药放入醋水中，能防止氧化变色。

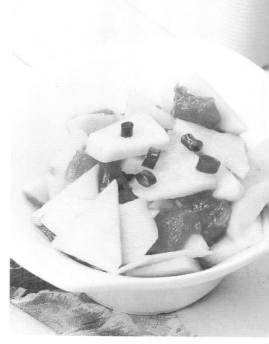

吃瘦食谱 # 薏米山药粥

主食材 薏米、大米各 50 克，山药 30 克。

做　法

1 将薏米和大米分别淘洗干净，薏米浸泡 2 小时，大米浸泡 30 分钟；山药洗净，去皮，切成丁。

2 锅置火上，倒入适量清水，放入薏米，煮软后再加入山药丁、大米，转小火熬煮至山药熟、米粒熟烂即可。

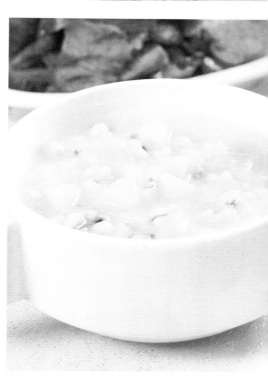

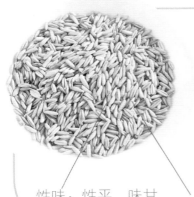

燕麦 评级：★★

调节肠道菌群

适用量： 每天宜吃 80 克

瘦身关键词 β-葡聚糖、钙、维生素 E

性味：性平，味甘

归经：归肝、脾、胃经

瘦身功效 燕麦中含有 β-葡聚糖，能调节肠道菌群，还可促进胃肠蠕动，防止便秘，起到很好的排毒瘦身作用。燕麦热量是本书中两星推荐食材，相对热量较高，所以食用时控制食量。燕麦富含维生素 E，可以抗氧化、美肌肤，具有很好的美容功效。

热量信息

均衡营养	每 100 克含
热量	1494 千焦
钙	186 毫克
维生素 E	3.07 克
钾	214 毫克
脂肪	6.07 克

这样吃更健康

燕麦 + 黄豆　✔ 降低血脂

燕麦 + 红枣　✔ 补血健脾

燕麦 + 香菇　✔ 延缓衰老

燕麦 + 百合　✔ 润肺止咳

最好不要这样吃

燕麦 + 橘子 　✘ 腹痛恶心

燕麦 + 菠菜 　✘ 影响吸收

精选妙招

选购燕麦时应选择洁净、颗粒均匀饱满、不含谷麸和粒状杂物、无异味的整麦粒。

Tips
健康饮食小贴士

食用燕麦片的一个关键就是要避免长时间高温煮，否则会造成维生素被破坏。燕麦片煮的时间越长，其营养损失就越大。生麦片需要煮 20~30 分钟；熟麦片则只需 5 分钟。

牛奶燕麦粥

主食材 燕麦片 50 克、牛奶 150 克。

调味料 白糖适量。

做 法

1 将燕麦片放在清水中浸泡 30 分钟。

2 锅内放入燕麦片和清水，用大火煮 15 ~ 20 分钟，然后加入牛奶煮 3 ~ 4 分钟，调入白糖拌匀即可。

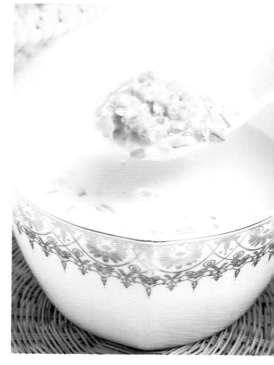

凉拌燕麦面

主食材 燕麦粉、黄瓜各 100 克。

调味料 盐、鸡精、香菜碎、蒜末各适量，香油 4 克。

做 法

1 燕麦粉加温水和成光滑的面团，饧发 20 分钟，擀成一大张薄面片，将面片切成细丝，蘸干燕麦粉抓匀、抖开，做成手擀面；黄瓜洗净，去蒂，切丝。

2 锅置火上，加适量清水烧沸，下入燕麦手擀面煮熟，捞出，过凉，放入黄瓜丝、盐、鸡精、香菜碎、蒜末、香油调味即可。

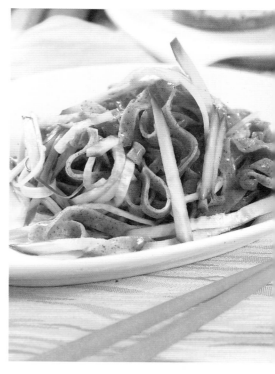

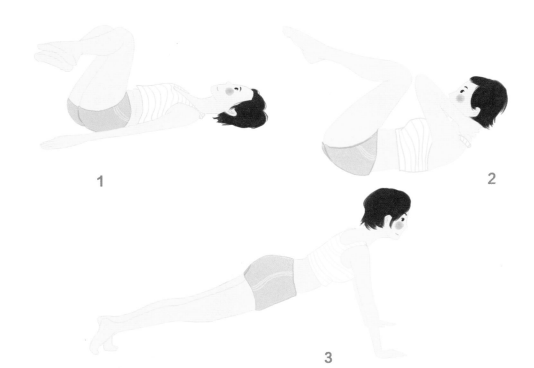

1

2

3

**辅助瘦身
小诀窍**

每天三个 5 分钟　打造小蛮腰

　　准备活动：选择合适运动场地，硬板床或者将瑜伽垫铺在地板上最好。运动时注意调整呼吸，运动间隔和运动频率根据自身情况调整。

　　第一个 5 分钟：平躺，双手平放在身体两侧，双腿屈膝抬至胸前，然后运用腰腹力量左右摇摆，动作在空中稍作停留。

　　第二个 5 分钟：平躺，双手抱住脖颈抬起，双腿屈膝抬起，双肘与双膝靠拢。

　　第三个 5 分钟：双腿绷直，用双脚和手掌支撑身体，向上挺身。

6 种瘦"大象腿"食材

腿部也是一个很容易堆积脂肪的位置，尤其对于女性而言。相对于男性，由于女性需要生育的生理结构，更容易出现"大象腿"。"大象腿"的成因主要有两点：一是腿部血液循环不足导致废物堆积；二是严重缺乏运动导致脂肪堆积。想要打造紧实美丽的美腿，就要多吃有助于提高身体代谢能力的食材，多快走、多纵跳、多抬腿；少坐、少站、少蹲，帮助腿部血液畅通。

辅助瘦身
小诀窍

美腿好习惯

1. 利用每一个零碎的时间，比如等公交、地铁、电梯时，做踮脚运动。养成习惯会让你纤细到脚踝。

2. 跷二郎腿会破坏腿部优美线条，要杜绝。

3. 少熬夜，饮食要低糖、低盐，有利于身体的新陈代谢。

消耗 59 千焦热量运动	
3 分钟	走路
1 分钟	慢跑
1 分钟	跳绳
3 分钟	健美操

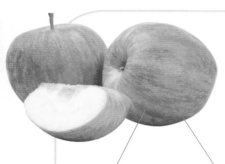

苹果 评级：★★★

帮助清除体内的垃圾

瘦身关键词 膳食纤维、维生素 C、果酸

适用量：每天宜吃 1~2 个

时令 | 1 | 2 | 3 | 4 | 5 | 6 | 7 | 8 | 9 | 10 | 11 | 12

性味：性凉，味甘微酸

归经：归脾、肺经

瘦身功效 苹果富含膳食纤维，可以帮助清除体内的垃圾，有助于人体内部毒素的排出。另外，苹果能杀灭传染性病毒，常吃苹果可改善呼吸系统和肺功能，保护肺部免受污染物和烟尘等有害物质的侵害。

这样吃更健康

苹果 + 香蕉 ✓ 防止铅中毒

苹果 + 银耳 ✓ 润肺止咳

最好不要这样吃

苹果 + 鹅肉 ✗ 容易腹泻

苹果 + 虾 ✗ 引起腹痛

精选妙招

新鲜苹果色泽美观、口感松脆；成熟的苹果有一定的果香味，果肉质地紧密。在果皮表面用指腹轻轻按压，出现凹陷的是过熟的苹果。

热量信息

均衡营养	每 100 克含
热量	218 千焦
纤维素	1.2 克
钾	119 毫克
维生素 C	4 毫克
脂肪	0.2 克

苹果炒鸡柳

主食材 鸡胸肉300克，苹果、青椒各1个。

调味料 姜丝、蒜末、水淀粉、花椒油、盐、
鸡精各适量。

做法

1 苹果去皮切粗条浸盐水中，防氧化；
青椒洗净去蒂及籽，切丝。

2 鸡肉洗净切粗条，用盐、水淀粉、花
椒油调制的腌料腌15分钟，用沸水
烫至将熟。

3 锅放油爆炒姜丝，再放青椒丝炒至将
熟时，加入蒜末炒片刻，下鸡肉、苹
果炒几分钟，加入盐和味精稍炒即可。

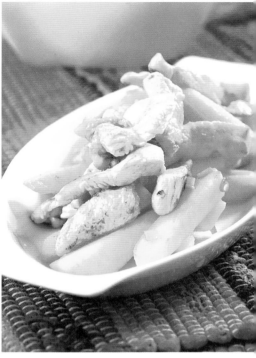

 苹果油菜汁

主食材 苹果100克、油菜80克、柠檬
30克。

调味料 蜂蜜适量。

做法

1 苹果洗净，去皮、核，切块；油菜洗净，
去根，切小段；柠檬去皮、籽，切块。

2 将上述食材一同放入榨汁机中，加入
适量饮用水搅打成汁后倒入杯中，加
蜂蜜调匀即可。

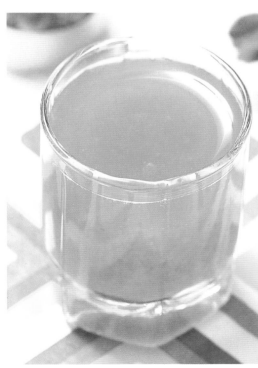

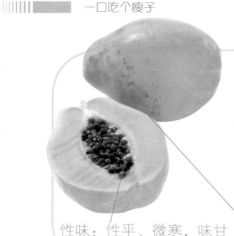

木瓜

评级：★ ★ ★ ★

排毒抗衰老

瘦身关键词 木瓜果胶、钠、木瓜酶

适用量：每餐宜吃 50~100 克

时令 | 1 | 2 | 3 | 4 | 5 | 6 | 7 | 8 | **9** | **10** | 11 | 12

性味：性平、微寒，味甘

归经：归肝、脾经

瘦身功效 木瓜含有大量的木瓜果胶，木瓜果胶是最天然的清肠排毒物质，可以带走肠道中的杂质和滞留的脂肪。木瓜酶能帮助消化、吸收蛋白质，对消化不良、胃病患者有益。维生素 C 能防止细胞氧化，能防衰抗老。

这样吃更健康

木瓜 + 牛奶 ✔ 丰胸润肤

木瓜 + 莲子 ✔ 清理肠胃

木瓜 + 红枣 ✔ 面色红润

最好不要这样吃

木瓜 + 胡萝卜 ✘ 破坏营养

木瓜 + 南瓜 ✘ 降低营养

精选妙招

挑选木瓜时要挑手感很轻的，这样的木瓜口感比较甘甜。手感沉的木瓜一般是还未完全成熟的，所以吃起来口感有些苦涩。木瓜的果皮一定要金黄的，不要选有色斑的。还有，挑木瓜的时候要轻按其表皮，千万不可买表皮很松的，松软的是出现腐烂的。

热量信息

均衡营养	每 100 克含
热量	113 千焦
胡萝卜素	870 微克
钠	28 毫克
维生素 C	43 毫克
脂肪	0.1 克

银耳木瓜奶露

主食材 干银耳 25 克、木瓜 1 个、鲜奶 200 克、枸杞子 5 克。

调味料 冰糖适量。

做 法

1 银耳泡软，洗净撕成小朵；木瓜去皮、去籽，洗净，切块；枸杞子用清水稍泡，洗净捞出，沥水备用。

2 锅中加清水，放入银耳，大火煮沸后改小火煮约半小时，放入木瓜块煮至木瓜熟烂，加入枸杞子，倒入鲜奶煮约 10 分钟，加入冰糖至溶化即可。

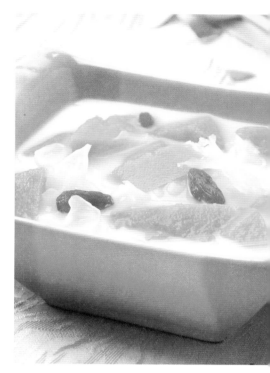

 酸辣水瓜

主食材 青木瓜 250 克，胡萝卜、生菜叶各 25 克，柠檬汁 10 毫升。

调味料 蒜蓉、盐、醋、白糖、辣椒油各适量。

做 法

1 青木瓜去皮除籽，洗净，切丝；胡萝卜洗净，去皮，切丝；生菜叶择洗干净，切丝。

2 取盘，放入青木瓜丝、胡萝卜丝和生菜丝，用蒜蓉、盐、醋、白糖、柠檬汁、辣椒油调味即可。

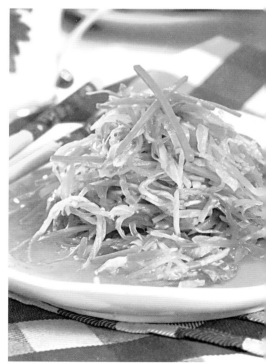

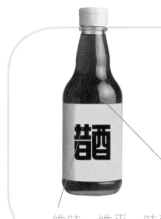

醋

评级：★ ★ ★ ★

顺气消胀

瘦身关键词 醋酸、钾、钠

适用量：每餐宜吃 20~40 克

性味：性平，味酸甘

归经：归胃、肝经

瘦身功效 醋含有的醋酸对多种细菌及病毒有抑制作用。醋是碱性食物，能中和人体中不利于健康的酸性物质，防止酸中毒，维持人体内的酸碱平衡。此外，常吃些醋可以提高肝脏的排毒能力，防止脂肪堆积，预防肥胖。醋有强力杀菌作用，能促进血液循环，活化新陈代谢。

这样吃更健康

1. 醋能软化骨头中的钙，使其流入汤汁。在骨头汤中添加些醋，能帮助人体对钙质的吸收。

2. 醋能帮助铁和钙的吸收，搭配富含铁和钙的芝麻，能有效提高两者的利用率。

最好不要这样吃

1. 正在服用抗生素、碱性药、磺胺类药的人不宜食用醋。

2. 胃溃疡及胃酸过多者不宜食用醋。

热量信息	
均衡营养	每 100 克含
热量	130 千焦
蛋白质	2.1 克
钠	262 毫克
钾	351 毫克
脂肪	0.3 克

Tips
健康饮食小贴士

1. 把切成片的白萝卜放入米醋中浸泡 8~12 小时后食用，能缓解流行性感冒带来的不适感。

2. 醋不能用铜质厨具烹调，容易引起铜金属中毒。

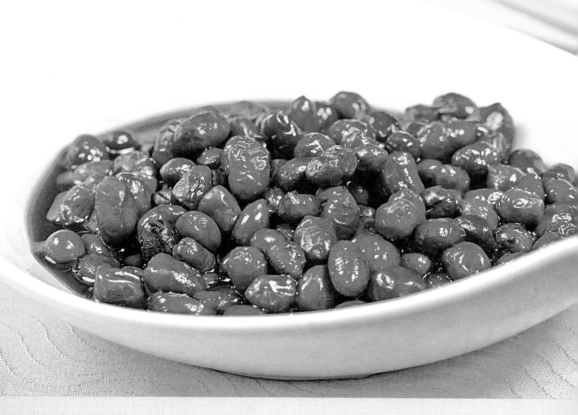

 老醋花生米

主食材 花生米、香醋、生菜、香干。

调味料 白糖、芝麻油、酱油、料酒、植物油。

做 法

1 将花生米洗净，沥干；锅内放入植物油，将花生米放入油锅中小火慢慢炸熟，捞出。

2 将生菜洗净，切丝；香干洗净，切丁。

3 取一器皿，放入香醋、白糖、芝麻油、酱油、料酒，调成味汁待用。

4 取一个喇叭形的碗，用生菜丝、香干丁垫底，放上炸好的花生米，倒入调好的味汁拌匀即可。

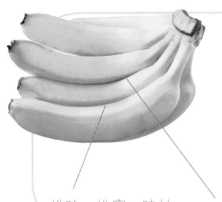

香蕉　评级：★★★

补充营养、美丽容颜

瘦身关键词 果胶、膳食纤维

适用量：每天宜吃 1~2 根

时令 | 1 | 2 | 3 | **4** | **5** | **6** | **7** | **8** | **9** | **10** | 11 | 12

性味：性寒，味甘　　归经：归肺、大肠经

瘦身功效 香蕉含有果胶，有较好的通便效果，能防治便秘，帮助彻底清理体内的宿便。香蕉还可清理血管内的病毒，软化血管。此外，香蕉可缓和胃酸刺激，保护胃黏膜，对胃溃疡有一定的改善作用。

热量信息

均衡营养	每 100 克含
热量	381 千焦
碳水化合物	22 克
维生素 C	8 毫克
胡萝卜素	60 微克
脂肪	0.2 克

这样吃更健康

香蕉 + 燕麦 ✔ 改善睡眠

香蕉 + 冰糖 ✔ 润肠通便

最好不要这样吃

香蕉 + 芋头 ✘ 导致腹泻

香蕉 + 红薯 🍠 ✘ 容易腹泻

精选妙招

　　优质香蕉果形端正，无病斑，无虫疤，无创伤；果皮呈鲜黄或青黄色，果皮易剥离；果实丰满，口感柔软糯滑。

Tips
健康饮食小贴士

　　1.肾炎患者忌吃香蕉。香蕉富含钾和镁，吃香蕉会使血液中钾、镁失调，加重病情。

　　2.不宜空腹吃香蕉。因为香蕉含有较多的镁，空腹吃会使人体中镁突然升高而对心血管产生抑制作用，有害健康。

香蕉粥

主食材 香蕉 1 根、糯米 100 克。

调味料 冰糖适量。

做　法

1 糯米淘洗干净，用清水浸泡 3 小时；
　香蕉去皮，切丁。

2 锅置火上，倒入糯米和适量清水大火
　煮沸，转小火煮至米粒熟烂，加香蕉
　丁煮沸，放入冰糖煮至溶化即可。

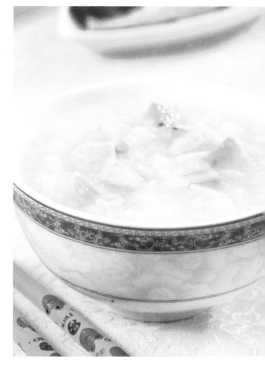

 香蕉西米羹

主食材 香蕉 200 克、西米 50 克、豌豆
　　　　 粒 25 克。

调味料 枸杞子、冰糖各适量。

做　法

1 西米淘洗干净，用清水浸泡 4 小时；
　香蕉去皮，切丁；豌豆粒洗净；枸杞
　子洗净，用清水泡软。

2 锅置火上，倒入适量清水煮沸，下入
　西米，用小火煮至无白心，加入豌豆、
　枸杞子烧开，撇去浮沫，放入香蕉丁
　搅匀，加冰糖熬至溶化即可。

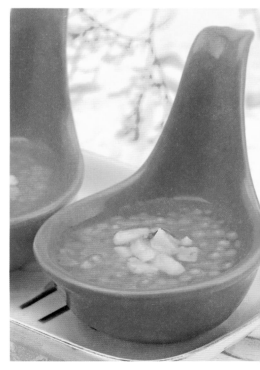

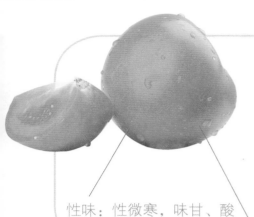

番茄 评级：★★★★

加强腿部血液循环

瘦身关键词 膳食纤维、维生素 C

适用量：每餐宜吃 100~150 克

时令 1 2 3 4 5 **6 7 8** 9 10 11 12

性味：性微寒，味甘、酸

归经：归肝、脾、胃经

瘦身功效 番茄富含膳食纤维，有利于排出各种毒素。番茄还能够清除掉危害身体的自由基，保护人体细胞。番茄具有利尿以及除去酸痛的作用，最好是生吃，或者做成沙拉和果汁，能有效消除腿部的疲劳，加强腿部血液的循环。

热量信息

均衡营养	每 100 克含
热量	79 千焦
维生素 C	19 毫克
胡萝卜素	550 毫克
钾	163 毫克
脂肪	0.2 克

这样吃更健康

番茄 + 苦瓜 ✔ 降低血糖

番茄 + 茭白 ✔ 清热利尿

番茄 + 菜花 ✔ 抗菌消炎

番茄 + 豆腐 ✔ 生津止渴

最好不要这样吃

番茄 + 红薯 ✘ 容易腹泻

番茄 + 土豆 ✘ 消化不良

番茄 + 猪肝 ✘ 降低营养

精选妙招

番茄要选自然成熟的。自然成熟的番茄外观圆滑，捏起来很软，蒂周围有些绿色，籽粒为土黄色，肉红、沙瓤、多汁；催熟的番茄通体全红，手感很硬，外观呈多面体，籽呈绿色或未长籽，瓤内无汁。

吃瘦食谱　番茄炒蛋

主食材 番茄 200 克、鸡蛋 2 个。

调味料 盐、白糖、料酒、植物油各适量。

做　法

1 番茄洗净，切块；鸡蛋炒成鸡蛋片，备用。

2 锅烧热，倒少许油，放入番茄块翻炒约 2 分钟，投入鸡蛋片，使番茄与鸡蛋片混合，再加入白糖、盐，翻炒 1 分钟，一盘香喷喷的番茄炒蛋就做好了。

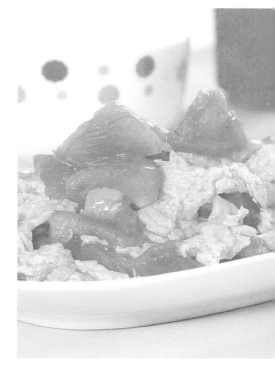

 吃瘦食谱　番茄炖牛腩

主食材 牛腩 400 克、番茄 250 克。

调味料 料酒、酱油各 15 克，葱末、姜末各 5 克，盐 4 克。

做　法

1 牛腩洗净，切块，用沸水焯一下；番茄去皮，一半切碎，另一半切块。

2 油烧至六成热时爆香姜末，放入碎番茄，大火翻炒几下后转小火熬成酱。

3 加牛肉、酱油、料酒、盐翻匀后倒进砂锅，加水炖烂，放番茄块炖 5 分钟，撒葱末即可。

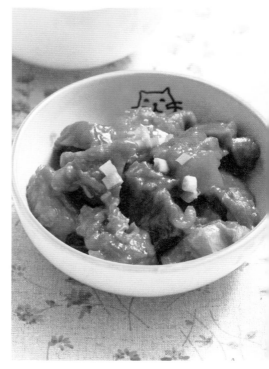

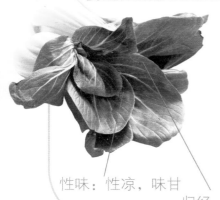

油菜

评级: ★ ★ ★ ★

亮洁皮肤、延缓衰老

瘦身关键词 胡萝卜素、膳食纤维

适用量: 每餐宜吃 100~150 克

时令 1 2 **3 4 5 6 7 8 9 10** 11 12

性味: 性凉, 味甘

归经: 归肝、脾、肺经

瘦身功效 油菜中含有丰富的膳食纤维, 可以有效地润肠通便, 排毒减肥。油菜中含有大量胡萝卜素和维生素C, 进入人体后, 可促进皮肤细胞代谢, 防止皮肤粗糙及色素沉着, 使皮肤亮洁, 延缓衰老。

这样吃更健康

油菜 + 香菇 ✓防衰老、治便秘

油菜 + 豆腐 ✓清肺止咳

油菜 + 鸡肉 ✓美白肌肤

最好不要这样吃

油菜 + 南瓜 ✕ 营养流失

油菜 + 竹笋 ✕ 影响吸收

精选妙招

应选购颜色鲜绿、洁净、无黄烂叶、新鲜、无病虫害的油菜。

热量信息	
均衡营养	每 100 克含
热量	96 千焦
碳水化合物	3.8 克
纤维素	1.1 克
蛋白质	1.8 克
脂肪	0.5 克

Tips
健康饮食小贴士

吃剩的熟油菜过夜后就不要再吃, 因为油菜中的硝酸盐储存一段时间后由于酸和细菌的作用, 会变成亚硝酸盐, 亚硝酸盐是导致胃癌的有害物质。

吃瘦食谱 # 虾米拌油菜

主食材 嫩油菜梗 200 克、虾米 30 克。

调味料 盐、醋、鸡精、香油各适量。

做　法

1 油菜梗洗净；虾米用温水泡发洗净。

2 将油菜放入沸水中焯一下，捞入冷水过凉，挤净水分，放在盘中。

3 取碗，放入虾米，用盐、醋、鸡精、香油调成味汁，浇在油菜上，拌匀即可。

|Tips
|健康饮食小贴士

> 油菜要现切现做，并用大火爆炒，这样既能保持口味鲜脆，又可使营养成分破坏减少。

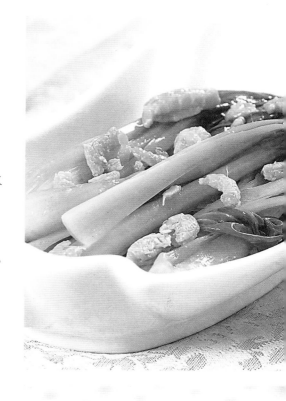

 吃瘦食谱 # 油菜金针菇

主食材 油菜 300 克、金针菇 75 克、油豆腐 30 克。

调味料 植物油、盐各适量。

做　法

1 油豆腐洗净，沥去水分；油菜去蒂洗净，对半切开；金针菇去蒂洗净，放入沸水中汆烫，捞出过凉，沥干备用。

2 炒锅中倒油烧热，放入油菜炒软，加入油豆腐、金针菇，加盐炒至入味，盛盘即可。

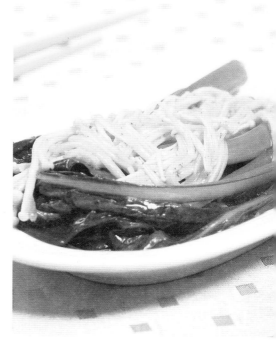

辅助瘦身
小诀窍

每天 10 分钟细腿按摩

风市穴：位于大腿外侧中线上，站立时手臂下垂中指指尖所在位置。弯曲拇指用指关节画圈按摩。

血海穴：位于大腿内侧，膝盖内侧向上 2 指宽位置处。用拇指指腹画圈按摩。

足三里穴：位于膝盖外侧凹陷位置向下 3 寸处。用拇指指腹向下按压，按压一次停留 10 秒左右。

承山穴：踮起脚尖时，小腿肚会有一块隆起的肌肉，肌肉正下方的凹陷处即为承山穴。用拇指指腹向下按压，按压一次停留 5 秒左右。

阳陵泉穴：位于膝外侧腓骨小头部前下方凹陷处。用拇指画圈按压式按摩。

梁丘穴：膝盖伸直，位于外侧膝盖沟边缘。用拇指指腹画圈按摩。

解溪穴：位于脚背踝关节，两根筋的凹陷处。用拇指指腹按摩。

风市穴

血海穴

阳陵泉穴

承山穴

梁丘穴

足三里穴

解溪穴

4 种去水肿食材

都说女人是水做的，可以柔情似水，但是没有哪一个女人真愿意自己的身材是"水做的"，水肿让人看起来臃肿肥胖，如果是久坐办公室的白领，经常会出现小腿、脚肿胀，更能直接影响内分泌。

那究竟是什么原因造成水肿呢？

久站或久坐，导致血液循环不畅，滞留在下半身，容易出现腿部以下水肿。饮酒或吃盐太多，会削弱肾功能，使多余水分和废物不能被肾脏过滤，而聚集在细胞之间，导致面部和身体肿起来。过度节食导致蛋白质摄取不足。运动太少，代谢缓慢，造成淋巴腺淤塞，都是造成水肿型肥胖的原因。

水肿型肥胖的人想要瘦身，要注意饮食上的调节，按照消水肿三法宝低盐、高钾、高碘的标准选食材。另外，还要注意以下几点：

一、少吃会让体质偏寒的食物；二、尽量不要生吃；三、避免吃冰饮；四、晚上九点后要注意控制喝水量；五、多吃富含优质蛋白质的食物，如鱼、肉、豆、蛋、奶；六、多泡澡泡脚，促进血液循环。

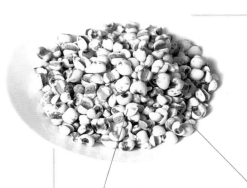

薏米

评级：★ ★

利尿、消水肿

瘦身关键词 水溶性膳食纤维

适用量：每餐宜吃 40 克

性味：性微寒，味甘淡

归经：归脾、胃、肺、大肠经

瘦身功效 薏米富含水溶性膳食纤维，可以吸附胆盐（负责消化脂肪），使肠道对脂肪的吸收率变差，进而降低血脂；薏米可以促进体内血液和水分的新陈代谢，有利尿、消水肿的作用。其富含的多种维生素和矿物质能促进新陈代谢，减少胃肠负担。常吃薏米，能使身体轻盈，还可以减少肿瘤的发病概率。

这样吃更健康

薏米＋板栗 ✓健脾养胃

薏米＋红豆 ✓预防贫血

薏米＋猪肉 ✓健脾祛湿

薏米＋胡萝卜 ✓养颜润肤

最好不要这样吃

薏米＋海带 ✕引起淤血

热量信息

均衡营养	每 100 克含
热量	1494 千焦
蛋白质	12.8 克
钾	238 毫克
镁	88 毫克
脂肪	3.3 克

精选妙招

选购薏米时，以粒大、饱满、色白、杂质及碎屑少、完整、带有清新气味者为佳品。

薏米瘦肉汤

主食材 薏米 60 克、瘦猪肉 100 克。

调味料 姜片、盐各适量。

做　法

1 薏米淘洗干净；瘦猪肉洗净，切块。

2 锅置火上，放入薏米、瘦猪肉和姜片，加入约 1000 毫升清水，大火煮开后转小火煮至锅中的汤水剩下约 250 毫升（大约要煮 1 小时），加少许盐调味，喝汤吃薏米和瘦肉即可。

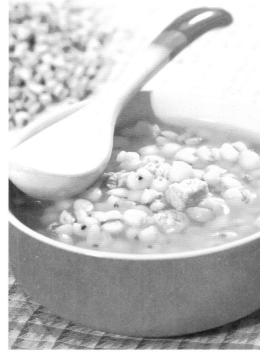

 薏米雪梨粥

主食材 薏米、大米各 50 克，雪梨 1 个。

做　法

1 薏米淘洗干净，用清水浸泡 4 小时；大米淘洗干净；雪梨洗净，去皮和蒂，除核，切丁。

2 锅置火上，放入薏米、大米和适量清水大火煮沸，转小火煮至米粒熟烂的稀粥，放入雪梨丁煮沸即可。

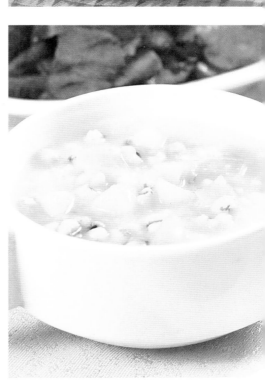

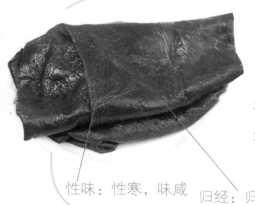

海带

评级：★★★★

改善体质

瘦身关键词 褐藻胶、钙

适用量：每餐宜吃 150~200 克（泡水）

性味：性寒，味咸　　归经：归肝、胃、肾经

瘦身功效 海带含有褐藻胶，在肠内能形成凝胶状物质，能帮助排出体内毒素，阻止人体吸收铅、镉等重金属，还能抑制放射性元素的吸收。女性常吃些海带能纠正内分泌失调，使卵巢维持正常的机能，消除乳腺增生的隐患。

这样吃更健康

| 海带 + 豆腐 | | ✔ 降低血压 |
| 海带 + 芝麻 | | ✔ 益寿养颜 |

最好不要这样吃

| 海带 + 猪血 | | ✘ 导致便秘 |
| 海带 + 柿子 | | ✘ 产生结石 |

精选妙招

选购干海带应以表面附有白色粉末，叶宽厚，色浓绿或紫中微黄，无枯黄叶，尖端无腐烂，干燥，无泥沙杂质，且手感不黏者为上品。选购水发海带时，应选择整齐干净、无杂质和异味者。

热量信息

均衡营养	每 100 克含
热量	50 千焦
蛋白质	1.2 克
钾	246 毫克
钙	46 毫克
脂肪	0.1 克

Tips 健康饮食小贴士

在煮海带时淋入几滴醋，就能很快把海带煮得柔软可口。将海带密封后，放在通风干燥处，就可保存很长时间。

吃瘦食谱 海带萝卜汤

主食材 白萝卜250克、水发海带100克。

调味料 清汤、醋、酱油、胡椒粉、盐、香菜叶各适量。

做 法

1 将白萝卜洗净，去皮，切片；水发海带洗净，切细丝，待用。

2 锅置火上，倒入适量清汤，放入萝卜片、海带丝，烧至萝卜、海带入味，出锅前加醋、胡椒粉、酱油、盐调味，撒香菜叶即可。

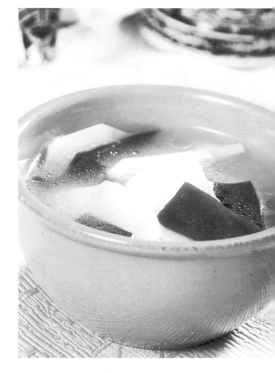

吃瘦食谱 海带排骨汤

主食材 猪排骨400克、水发海带150克。

调味料 葱段、姜片、盐、料酒、香油各适量。

做 法

1 海带洗净，蒸约半小时，取出，切成长方块；排骨洗净，横剁成段，焯水后捞出，用温水泡净。

2 在锅内加入适量清水，放入排骨、葱段、姜片、料酒，用大火烧沸，撇去浮沫，然后转用中火焖烧约20分钟，倒入海带块，再用大火烧沸10分钟，加盐调味，淋入香油即可。

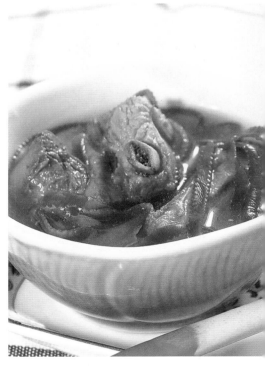

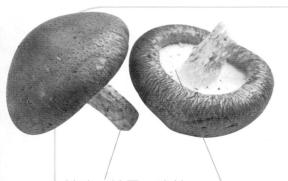

香菇

评级：★ ★ ★ ★

理想的瘦身食材

瘦身关键词 钾、蛋白质

适用量：每餐宜吃 4~8 朵

性味：性平，味甘

归经：归脾、胃经

瘦身功效 香菇含有丰富蛋白质，有助血液循环，消除水肿。香菇富含钾，能帮助消化、调节人体新陈代谢，还可降低血压和减少胆固醇。健康人常吃香菇有防癌功效，癌症患者常吃则能抑制肿瘤生长。

这样吃更健康

香菇 + 豆腐 ✓ 健脾养胃

香菇 + 薏米 ✓ 理气化痰

最好不要这样吃

香菇 + 螃蟹 ✗ 引起结石

香菇 + 猪肝 ✗ 营养流失

香菇 + 鹌鹑蛋 ✗ 产生色斑

精选妙招

　　好的香菇色泽黄褐，体圆齐正，菌伞肥厚，盖面平滑，质干不碎；手捏菌柄有坚硬感，放开后菌伞随即膨松如故；菌伞下面的褶皱要紧密细白，菌柄要短而粗壮。

Tips
健康饮食小贴士

香菇比较适宜体质虚弱、气短乏力、久病气虚、食欲不振、尿频的人食用。

热量信息

均衡营养	每 100 克含
热量	79 千焦
纤维素	3.3 克
蛋白质	2.2 克
钾	20 毫克
脂肪	0.3 克

吃瘦食谱 ## 香菇茄条

主食材 香菇 40 克、茄子 100 克、腐竹 50 克。

调味料 花椒油、蒜蓉、盐、鸡精、香油各适量。

做法

1 茄子切成条，蒸至软烂后用纱布包裹挤干水分；香菇、腐竹泡软，用沸水焯透，沥干，切段。

2 将茄条、腐竹段和香菇条放在小盆内，加入盐、鸡精拌匀后，放上蒜蓉，立即浇入烧热的花椒油，加盖闷约 5 分钟至入味，淋香油拌匀即可。

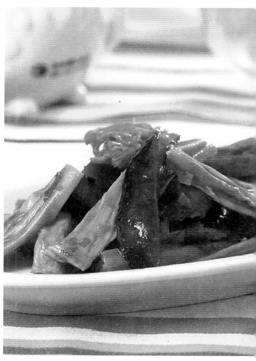

 吃瘦食谱 ## 香菇白玉汤

主食材 嫩豆腐 200 克、香菇 4 朵、鲜笋 50 克、高汤 750 克、香菜少许。

调味料 植物油、盐、胡椒粉、香油、水淀粉、鸡精各适量。

做法

1 香菇、笋切丝；豆腐切薄片；香菜切末。

2 锅中倒油烧热，放香菇丝、笋丝翻炒片刻出锅。

3 高汤烧开后下香菇丝、笋丝、豆腐片，加调味料，淀粉勾薄芡，淋上香油，撒上香菜末即成。

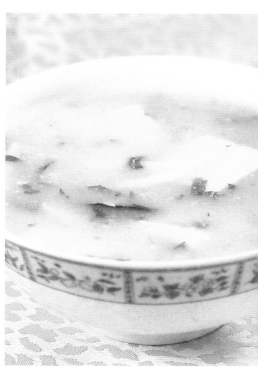

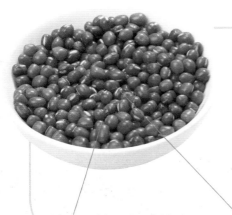

红豆

评级：★ ★

使人面色红润有光泽

瘦身关键词 蛋白质、膳食纤维、维生素 B 族

适用量：每餐宜吃 25 克

性味：性平，味甘酸　　归经：归心、小肠经

瘦身功效 红豆具有良好的强健脾脏、消肿理气的食疗作用；红豆中所含的营养成分和膳食纤维可以促进大肠蠕动，润肠通便，从而消除身上多余脂肪和赘肉，是理想的减肥美体食材；而且红豆中含有丰富的铁，可以补血。

热量信息

均衡营养	每 100 克含
热量	1293 千焦
纤维素	7.7 克
蛋白质	20.2 克
胡萝卜素	80 微克
脂肪	0.6 克

这样吃更健康

红豆 + 百合 ✔补气安神

红豆 + 红枣 ✔补铁补血

红豆 + 南瓜 ✔润肠排毒

红豆 + 山药 ✔健脾止泻

最好不要这样吃

红豆 + 茶叶 ✘营养流失

红豆 + 羊肉 ✘降低功效

精选妙招

要选择形态饱满有光泽，且没有虫蛀的豆粒，颜色暗淡的是存放时间较长的。

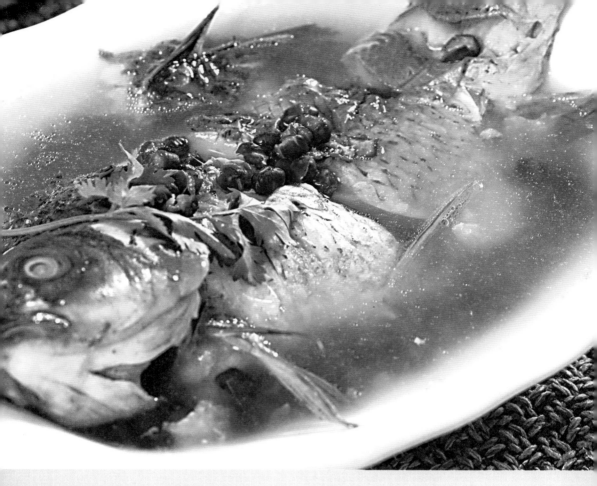

 吃瘦食谱 # 红豆鲤鱼汤

主食材 鲤鱼 1 条、红小豆 100 克、红枣
6 颗。

调味料 盐、植物油各适量。

做　法

1　红小豆淘洗干净，用清水浸泡 6~8 小
　时；鲤鱼去鳞，除鳃和内脏，洗净；红枣洗净。

2　炒锅置火上烧热，倒入植物油，放入鲤鱼，煎至两面的鱼肉略有金黄色，
　放入砂锅中。

3　砂锅置火上，倒入红小豆和没过锅中食材的清水，大火烧开后转小火，
　放入红枣，煮至红小豆烂熟，加少许盐调味即可。

Tips
健康饮食小贴士

　红豆不易煮熟，应提前一晚浸泡，然后用泡过红豆的水放在锅里一起煮，既易煮熟，又不损失营养。

4 种瘦全身食材

　　真正完美的身材是要凹凸有致，瘦得恰到好处，拥有玲珑有致的身材才是最完美的境界。"骷髅美女"、"纸片人"已经不是当下流行美的范畴，想瘦身的人，首先要认清自己瘦身的目的，看看是局部肥胖更困扰还是从全身着手，有目地选择瘦身食谱才能收到更理想的效果。然而，上述有效的瘦身食谱，功效也不是单一的，比如你喝了冬瓜玉米汤，有助于肠胃的去脂消化，促进新陈代谢，在针对瘦脸的效果更明显的同时也有助于全身减肥。

　　想拥有一副完美曲线的好身材其实很简单，建立正确的饮食习惯，才是瘦身的不二法宝。果蔬和谷物的选择上要优先考虑高纤维果蔬和粗粮，在烹调食物时，避免高温油炸、大火快炒的方法，调料上尽量少用盐、糖和过多的酱油。这样做能减少油脂的摄入，起到很好的健康瘦身效果……在饮食上稍微花点心思调整，吃出好身材远比魔鬼式的运动要轻松很多，也不用担心变成"肌肉女"。

玉米

评级：★ ★ ★ ★

排毒瘦身

瘦身关键词 膳食纤维

适用量：每餐宜吃 100 克

时令 1 2 3 4 5 6 7 **8 9 10** 11 12

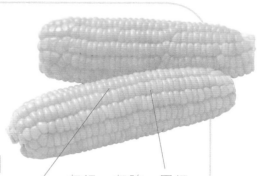

归经：归脾、胃经

性味：性平，味甘

瘦身功效 玉米含有大量的膳食纤维，能刺激肠道蠕动，加速身体内粪便的排泄，从而起到减肥瘦身的作用。另外，玉米含丰富的钙、镁、硒等矿物质及卵磷脂、亚油酸、维生素 E 等营养成分，能降低血清总胆固醇。

热量信息

均衡营养	每 100 克含
热量	444 千焦
纤维素	2.9 克
蛋白质	4 克
钾	238 毫克
脂肪	1.2 克

这样吃更健康

玉米 + 鸡蛋 ✔减少胆固醇

玉米 + 松子 ✔防癌抗癌

玉米 + 碱面 ✔促进吸收

最好不要这样吃

玉米 + 田螺 ✘引起中毒

玉米 + 牡蛎 ✘影响吸收

精选妙招

选购玉米面时可反复揉搓后抖落，如果手心粘有深黄或浅黄的粉末状物质，说明其中掺入了色素或颜料，不宜购买。

Tips
健康饮食小贴士

1.玉米的胚芽营养很丰富，食用玉米粒时应把胚芽全部吃掉。

2.不宜长期以玉米为主食，否则易导致癞皮病。

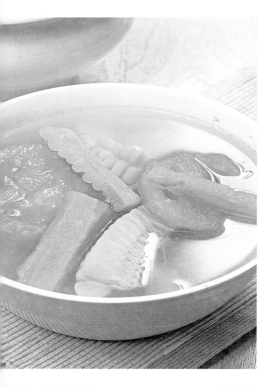

 吃瘦食谱 # 苦瓜番茄玉米汤

主食材 苦瓜 100 克、番茄 50 克、玉米半根。

调味料 盐、鸡精各适量。

做 法

1 苦瓜洗净，去瓤，切段；番茄洗净，切大片；玉米洗净，切小段。

2 将玉米、苦瓜放入锅中，加适量水没过材料，大火煮沸后改小火炖 10 分钟后，加入番茄片继续炖，待玉米完全煮软后，加盐和鸡精调味即可。

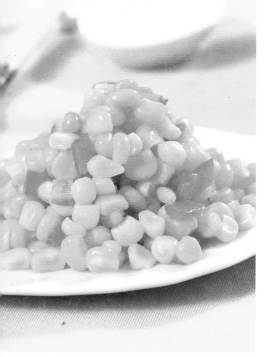

 吃瘦食谱 # 松仁玉米

主食材 玉米粒 200 克、熟松子仁 30 克、青红椒少许。

调味料 植物油、盐、白糖、水淀粉、鸡精各适量。

做 法

1 玉米粒洗净；青红椒洗净，去蒂去籽，切成和玉米粒相仿的丁。

2 炒锅倒油烧热，放入玉米粒和青红椒丁翻炒，放盐、白糖、鸡精炒匀，放松子仁，炒匀后用水淀粉勾芡即成。

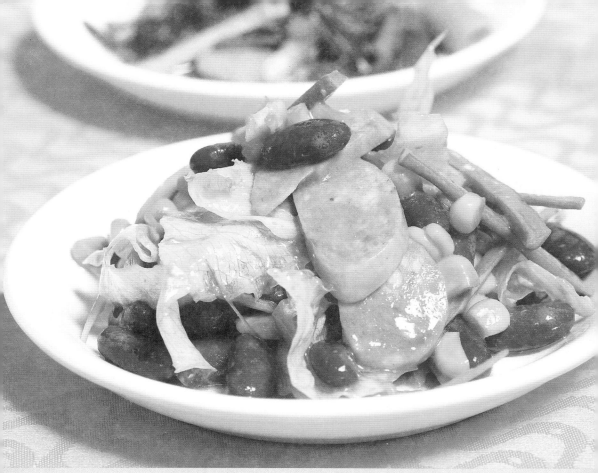

豌豆玉米沙拉

主食材 甜玉米粒80克、豌豆粒50克、小烤肠2根、洋葱1/2个、生菜50克。

调味料 盐、胡椒粉、红葡萄酒醋、橄榄油、大藏芥末各适量。

做 法

1 甜玉米粒洗净；豌豆粒洗净；洋葱撕去老膜，去蒂，切丝；生菜择洗干净，撕成小片。

2 煎锅置火上烧热，倒入少许橄榄油，放入小烤肠煎至上色，盛出切片；汤锅置火上，倒入适量清水烧开，分别放入玉米粒、豌豆粒焯熟，捞出沥干水分。

3 取小碗，加盐、红葡萄酒醋、橄榄油、大藏芥末、胡椒粉拌匀，制成调味汁。

4 取盘，放入玉米粒、豌豆粒、小烤肠、洋葱、生菜，淋入调味汁拌匀即可。

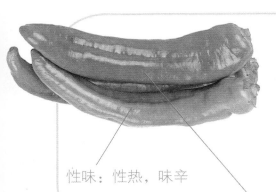

辣椒 评级：★★★★

燃烧体内脂肪

瘦身关键词 辣椒素

适用量：每餐宜吃 50 克

时令 | 1 2 3 4 5 6 7 8 9 10 11 12

性味：性热，味辛

归经：归脾、胃经

瘦身功效 辣椒中含有辣椒素，能促进唾液和胃液分泌，刺激肠胃蠕动，加速新陈代谢，燃烧体内脂肪，从而起到瘦身作用。此外，辣椒含叶绿素，可降低胆固醇，控制心脏病及冠状动脉硬化。

这样吃更健康

辣椒 + 土豆 ✓ 营养互补

辣椒 + 大白菜 ✓ 帮助消化

辣椒 + 银耳 ✓ 减轻孕吐

辣椒 + 豆腐  ✓ 美容养颜

辣椒 + 空心菜 ✓ 降低血压

辣椒 + 糙米 ✓ 均衡营养

最好不要这样吃

辣椒 + 芋头 ✗ 腹胀腹痛

辣椒 + 瓜子 ✗ 静脉曲张

辣椒 + 香菜 ✗ 破坏营养

精选妙招

辣椒应选择外形饱满、有光泽、肉质细嫩、无虫眼的。

热量信息

均衡营养	每 100 克含
热量	134 千焦
碳水化合物	17.7 克
蛋白质	4.1 克
纤维素	14.6 克
脂肪	0.4 克

豉油辣椒圈

主食材 青辣椒 200 克、红辣椒 60 克。

调味料 酱油（豉油）25 克、醋 10 克、
盐 2 克。

做　法

1 青辣椒和红辣椒分别洗净，去蒂、籽，
切成圈，烫熟，盛出放入盘中。

2 将所有调料拌匀，浇在辣椒圈上拌匀
即可。

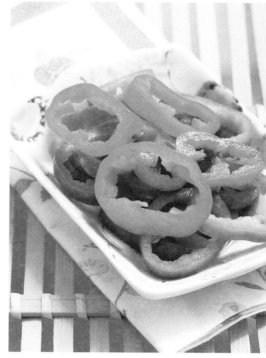

 青椒绿豆芽

主食材 绿豆芽、青椒。

调味料 姜丝、料酒、盐、鸡精、白醋、
植物油。

做　法

1 青椒洗净，去蒂及籽，切丝；绿豆芽
洗净，沥干。

2 锅内倒植物油烧至七成热，倒入姜丝、
青椒丝煸炒。

3 翻炒片刻后，烹入料酒，放入绿豆芽
翻炒，沿着锅边淋上白醋，加盐、鸡
精调味即可。

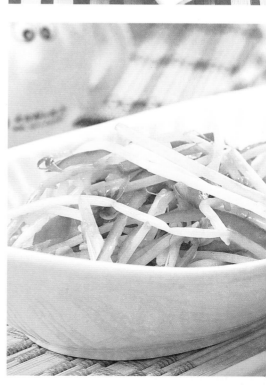

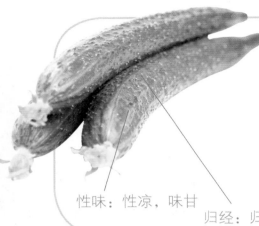

黄瓜

评级：★★★★

瘦身减肥、白皙肌肤

瘦身关键词 黄瓜酸、膳食纤维

适用量：每餐宜吃 100 克

时令 | 1 | 2 | 3 | 4 | 5 | 6 | 7 | 8 | 9 | 10 | 11 | 12 |

性味：性凉，味甘

归经：归脾、胃、大肠经

瘦身功效 黄瓜含有黄瓜酸，能促进人体新陈代谢，利尿，排毒，去水肿。黄瓜含膳食纤维，对促进肠蠕动、加快排泄胆固醇有良效。维生素 C 能养颜美容、预防感冒。钾能帮助人体排出多余的盐和废物。

这样吃更健康

黄瓜 + 豆腐 ✔降脂降压

黄瓜 + 苹果  ✔润肠通便

黄瓜 + 鱿鱼 ✔保护肝脏

黄瓜 + 黑木耳 ✔强身健体

黄瓜 + 黄花菜 ✔补气养血

最好不要这样吃

黄瓜 + 番茄 ✕ 降低营养

黄瓜 + 花生 ✕ 容易腹泻

精选妙招

　　黄瓜应选带刺、挂白霜的，这样的比较新鲜。另外，应选粗细均匀的，太粗的容易有籽，太细的一般没有熟，味道不好且容易有苦味。

热量信息

均衡营养	每 100 克含
热量	63 千焦
维生素 C	9 毫克
钾	102 毫克
钙	24 毫克
脂肪	0.2 克

（吃瘦食谱）黄瓜丝拌豆腐丝

主食材 黄瓜 250 克、豆腐皮 50 克。

调味料 蒜末、盐、鸡精、香油各适量。

做　法

1. 黄瓜洗净，去蒂，切丝；豆腐皮切成
   10 厘米左右的丝，洗净，入沸水中
   焯透，捞出，晾凉，沥干水分。
2. 取盘，放入黄瓜丝和豆腐丝，用盐、
   蒜末、鸡精和香油调味即可。

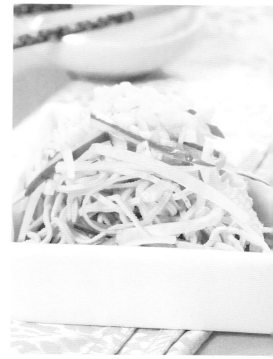

（吃瘦食谱）黄瓜炒虾仁

主食材 虾仁、嫩黄瓜、红甜椒。

调味料 盐、料酒、淀粉、植物油、清汤
　　　　 各适量。

做　法

1. 虾仁洗净后加适量盐、淀粉腌 20 分
   钟；黄瓜用盐水泡 5 分钟后切片；红
   甜椒去蒂，切条；清汤、料酒、盐、
   淀粉调成味汁。
2. 油烧热，放黄瓜和虾仁翻炒，虾仁变
   色立即用漏勺捞出沥油。
3. 锅洗净烧热，放入黄瓜、甜椒、虾仁
   和调好的味汁，翻炒均匀即可。

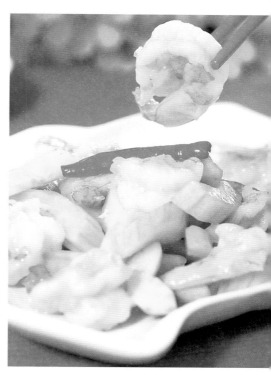

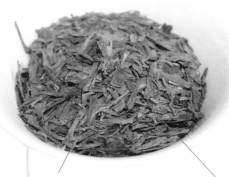

绿茶 评级：★ ★ ★

增强脂肪燃烧

瘦身关键词 鞣质、茶多酚

适用量： 每次宜用 5~10 克

性味：性凉，味辛

归经：归肝、肺经

瘦身功效 茶含有茶多酚和茶碱，能增强全身燃烧脂肪的能力。绿茶中含有鞣质，有一定的抗菌能力。绿茶中含茶多酚，能抑制肠道中的有害细菌和毒素，因此常喝绿茶能够帮助身体有效排除毒素。此外，茶中的咖啡因能提高胃液的分泌量，帮助消化，增强分解脂肪的能力。

这样吃更健康

茶中的生物类黄酮活性很强，和番石榴中的维生素 C 搭配，能发挥最大的清除自由基的作用，还能预防心血管疾病。

最好不要这样吃

进补人参、西洋参时不宜饮绿茶，容易降低滋补功效。

热量信息

均衡营养	每 100 克含
热量	1238 千焦
碳水化合物	50.3 克
蛋白质	34.2 克
纤维素	15.6 克
脂肪	0.9 克

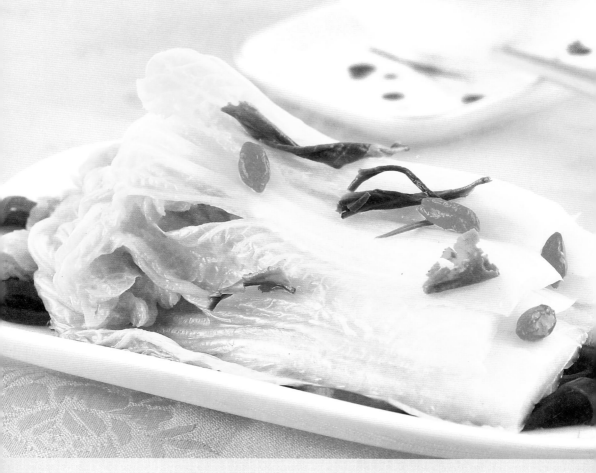

吃瘦食谱 绿茶娃娃菜

主食材 娃娃菜 300 克、绿茶 5 克、鲜海带丝 25 克、枸杞子 5 克。

调味料 胡椒粉、植物油、葱片、姜片、盐各适量。

做 法

1 将娃娃菜洗净，单片剥下略焯水过凉；绿茶用沸水冲洗一遍，取第二道泡好；鲜海带丝洗净焯水；枸杞子用冷水提前泡好。

2 炒锅置火上，倒入适量植物油，烧至四成热时，用葱、姜炝锅，下入娃娃菜煸炒均匀，再加入水，放盐、胡椒粉调味。

3 海带丝煮熟后用漏勺捞入盘底，上边摆放好娃娃菜。

4 原汤撇净浮沫和葱、姜，倒入泡好的绿茶水，加盐、胡椒粉调味，投入枸杞子，浇淋在盘中菜上即可

4 种排毒清脂食材

测试一下是否需要排毒

许多人体内存在毒素而不自知，会导致毒素越积越多。如果不及时清除，毒素堆积除了导致脸上的痘痘增多、皮肤变得暗沉……还会导致肥胖。

这个测试是针对你自身的生活状态的，可以准确测试出你是否需要排毒。

1. 经常失眠，睡着后老是做梦。(10 分)

2. 早晨不能在固定的时间自然醒来，起床后仍觉得困倦。(5 分)

3. 食欲不好，进食少。(10 分)

4. 总爱掉头发。(5 分)

5. 经常便秘和腹泻。(5 分)

6. 上班工作 1 小时后便会感到累，还伴有胸闷气短的不适感。(5 分)

7. 爱发脾气。(5 分)

8. 腰腹部有赘肉出现。(10 分)

9. 面部的皮肤粗糙，不光滑。(5 分)

10. 每到换季时，皮肤都会出现瘙痒感。(5 分)

11. 患有风湿病。(10 分)

12. 容易出现两眼发红、鼻腔干燥、咽喉干痛、口干等上火症状。(5 分)

13. 免疫力差，总爱感冒。(5 分)

请核对你的生活状态，把上述符合你情况的描述后面所带有的分值相加：

1. 总分如果超过 20 分，表明你的体内已有少量毒素堆积；

2. 总分如果超过 40 分，说明你体内的毒素堆积已较为严重；

3. 总分如果超过 60 分，表明你的体内已经蓄积有大量的毒素。

吃瘦秘籍

多食用水果、蔬菜和粗粮，增加纤维素的摄取，能达到很好的排毒清脂的瘦身效果。哪些营养素有利于排毒清脂？

膳食纤维

补充膳食纤维就能有效清除体内的毒素。

一般来说，蔬菜中膳食纤维的含量为 1%~2%，粗粮中含量也较丰富，平时只要注意增加蔬菜和粗粮的摄入量，就能满足膳食纤维的需要了。

抗氧化物

维生素 E、维生素 C、胡萝卜素、类黄酮素等都是很好的抗氧化物。含维生素 E 的食物：深绿色蔬菜、全谷类、麦片、西红柿、核桃、大豆油、牛奶、鸡蛋、肝脏等。含类黄酮素的食物：黄豆、洋葱、葡萄、蜂胶等。

维生素 B_1

维生素 B_1 能净化血管，抑制细菌，维护皮肤健康，降低乳酸堆积；还能促进碳水化合物的消化，维持和改善肠胃功能。含维生素 B_1 的食物：干大豆、干豌豆、干腰果、糙米、小麦胚芽、全麦面粉、全谷物、猪瘦肉、猪肝等。

排毒瘦身好习惯

多饮白开水、进食时要做到细嚼慢咽、吃饭控制在八分饱、控制盐分的摄入、不要偏食、摄取优质乳制品。

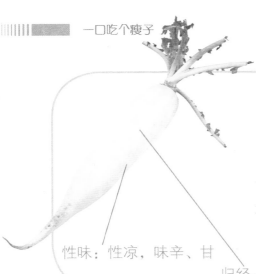

白萝卜 评级：★★★

润肺止咳、降血脂

瘦身关键词 消化酵素、膳食纤维

适用量：每餐宜用 5~100 克

时令 1 2 3 4 5 6 7 8 9 10 11 12

性味：性凉，味辛、甘

归经：归肺、脾经

瘦身功效 白萝卜含有的消化酵素会在胃中帮助食物消化，而且其富含的膳食纤维有很好的整肠作用，能增加肠内的有益菌繁殖，促进脂肪代谢，能减少脂肪在皮下堆积，达到瘦身的功效。

最好不要这样吃

白萝卜 + 西洋参 ✕ 降低滋补功效

白萝卜 + 胡萝卜 ✕ 破坏营养

精选妙招

购买白萝卜时，最好挑选表面平整光滑、结实饱满、有重量、没有裂痕、用手指轻弹有清脆声响的。

热量信息

均衡营养	每 100 克含
热量	88 千焦
碳水化合物	5 克
蛋白质	0.9 克
纤维素	1 克
脂肪	0.1 克

Tips
健康饮食小贴士

1. 白萝卜性凉，脾胃虚寒和寒性体质的人不宜常吃。

2. 吃白萝卜时最好不去皮，因为皮中含有丰富的维生素 C。

3. 处理过的白萝卜不宜久置不食，否则其中的维生素 C 和淀粉酶会逐渐流失。

炝白萝卜条

主食材 白萝卜250克。

调味料 葱花、干红辣椒段、花椒粒、盐、
鸡精、植物油各适量。

做　法

1 白萝卜去根须，洗净，切条，装盘，
放入盐和鸡精调味。

2 炒锅置火上，倒入适量植物油，待油
烧至七成热，放入葱花、干红辣椒段
和花椒粒炒香，关火，淋在白萝卜条
上拌匀即可。

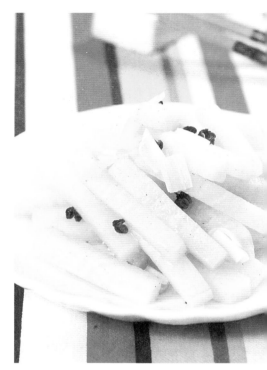

蛋香萝卜丝

主食材 白萝卜200克、鸡蛋1个。

调味料 葱花、花椒粉、盐、鸡精、植物
油适量。

做　法

1 白萝卜洗净，切丝；鸡蛋炒成片。

2 锅内留底油，加葱花和花椒粉炒香，
放入白萝卜丝和适量清水炒至白萝卜
丝熟透，倒入鸡蛋块翻炒均匀，用盐
和鸡精调味即可。

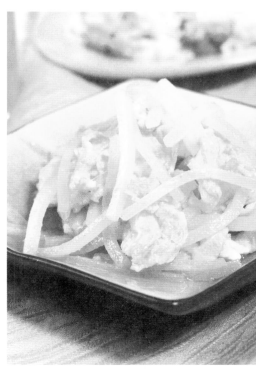

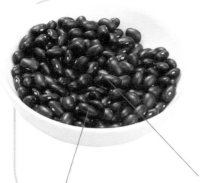

黑豆 评级：★ ★ ☆

有助改善月经不调

瘦身关键词 消化酵素、氧化酶、膳食纤维

适用量：每天宜用 25 克

性味：性微寒，味甘　归经：归脾、肾经

瘦身功效 黑豆的皮呈黑色，含有花青素。花青素是非常好的抗氧化剂，能有效清除人体内的自由基，净化体内环境达到瘦身效果。黑豆对女性月经不调和闭经可起到较好的改善作用，还有助于儿童在发育阶段对钙的吸收。

这样吃更健康

黑豆 + 牛奶 ✔更好地吸收牛奶中的维生素 B_{12}

热量信息	
均衡营养	每 100 克含
热量	1594 千焦
碳水化合物	33.6 克
蛋白质	36 克
纤维素	10.2 克
脂肪	15.9 克

吃瘦食谱 黑豆粥

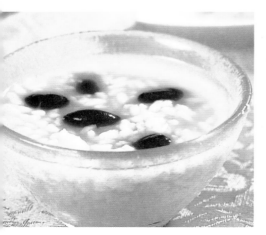

主食材 黑豆 50 克、大米 30 克。

做 法

1 黑豆先用水泡 4 小时，大米泡 30 分钟。

2 锅中加水煮沸，放入黑豆用大火煮沸，然后转小火煮，待黑豆煮至六成熟时加入大米，小火煮 30 分钟至黏稠即可。

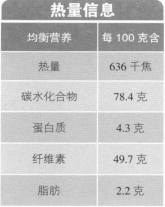

山楂

评级：★★★★

降糖降脂、排毒瘦身

瘦身关键词 山楂酸、柠檬酸

适用量：新鲜山楂每天宜用 10 颗左右

时令 `1` `2` `3` `4` `5` `6` `7` `8` `9` `10` `11` `12`

性味：性微温，味酸、甘　　归经：归脾、胃、肝经

瘦身功效 山楂含有山楂酸、柠檬酸、酒石酸和黄酮类化合物，能降低血中多余的脂肪和胆固醇。常吃山楂能降低血脂和血胆固醇，排出血中毒素。

这样吃更健康

山楂 + 芹菜 ✔有利于铁的吸收，补血

最好不要这样吃

山楂 + 猪肝 ✖ 影响营养素的吸收

热量信息	
均衡营养	每 100 克含
热量	636 千焦
碳水化合物	78.4 克
蛋白质	4.3 克
纤维素	49.7 克
脂肪	2.2 克

吃瘦食谱 山楂烧豆腐

主食材 鲜山楂 50 克、豆腐 300 克。

调味料 葱花、姜末各 10 克，盐少许。

做法

1 山楂洗净，除籽；豆腐洗净，切小块。

2 油烧至七成热时爆香葱姜，放豆腐块翻炒，加少量水烧开后转小火烧 5 分钟，放山楂略炒，加盐调味即可。

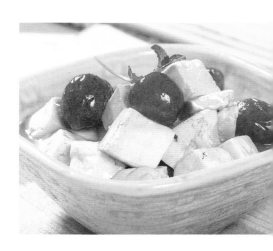

171

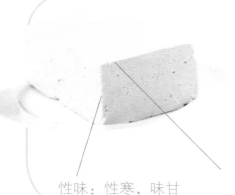

豆腐 评级：★ ★ ★

丰胸养颜

瘦身关键词 蛋白质、抗氧化物

适用量：每天宜吃 100 克

性味：性寒，味甘　　归经：归脾、胃、大肠经

瘦身功效 豆腐蛋白质含量较高，是瘦身减肥时很好的蛋白质来源。豆腐中含有抗氧化物质，常吃豆腐可保护肝脏，提高肝脏的解毒能力。此外，传统中医认为，豆腐有解毒的功效，可用于解硫黄、烧酒之毒。

热量信息

均衡营养	每 100 克含
热量	238 千焦
碳水化合物	2.6 克
蛋白质	6.2 克
纤维素	0.2 克
脂肪	2.5 克

这样吃更健康

豆腐＋肉、蛋 ✓ 能帮助吸收营养物质

豆腐＋鱼 ✓ 能提高钙质的吸收率

吃瘦食谱 香椿拌豆腐

主食材 豆腐 200 克、香椿 100 克。

调味料 盐、香油各适量。

做 法

1 豆腐用沸水焯烫，搅碎，装盘；香椿洗净，放沸水中焯一下，捞出，立即放凉开水中过凉，捞出，沥干，切碎，放入豆腐中。

2 在香椿、豆腐中加入盐、香油拌匀即可。

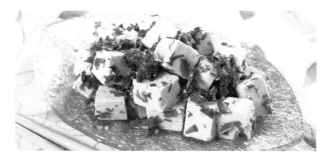

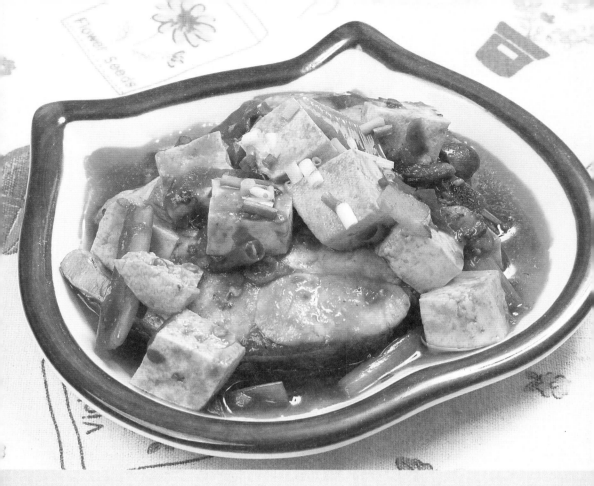

 鲢鱼炖豆腐

主食材 鲢鱼 600 克、豆腐 300 克。

调味料 辣豆瓣酱 20 克，葱段、姜片、蒜片各 10 克，干辣椒 5 克，料酒 15 克，盐 4 克，葱花少许。

做 法

1 鲢鱼洗净剁块，加料酒和盐腌渍 10 分钟；豆腐洗净切块，焯水。

2 锅内倒油烧热，炒香干辣椒，放辣豆瓣酱、葱段、姜片、蒜片和鱼块翻炒，倒清水烧开，放豆腐块烧开，转小火炖 10 分钟，撒葱花即可。

Chapter 5

针对 10 种肥胖类型
的有效瘦身餐

明确自己的肥胖体质类型，抓住
瘦身配餐要点，有重点地选择，每一款
瘦身餐都有"全部瘦身＋重点突破"的效果。

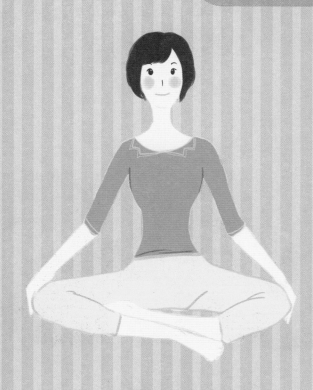

- 瘦身配餐要点
- 针对 10 种肥胖类型的有效瘦身餐

瘦身配餐要点

10 种肥胖体质类型的瘦身关键词。

水肿型肥胖：去水肿，摄取优质蛋白，少吃让体质偏寒的食物。

脂肪型肥胖：控制淀粉的摄取量，多运动。

"中广型"肥胖：多摄取优质蛋白，少饮酒，控制腰围。

"梨型"肥胖：控制脂肪类和糖类食物的摄取量，多做下半身运动。

产后肥胖：调整孕期和月子期间的饮食结构。

更年期女性肥胖：多吃保养子宫、卵巢的食材，延缓衰老，控制油脂高、盐分高、热量高的食物的摄取量，适当增加运动量，保持愉悦心情。

25 岁后容易出现压力型肥胖：多吃富含纤维素和维生素的食材，减压、舒缓心情，不要暴饮暴食。

久坐上班族肥胖：三餐定时，营养均衡，少坐多走动。

逢年过节饮食型肥胖：控制全天的食量，多吃果蔬少喝酒。

"不会睡"、"睡不好"导致的肥胖：放松精神，安眠好梦。

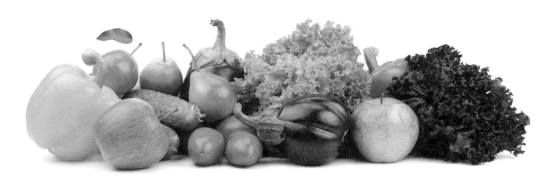

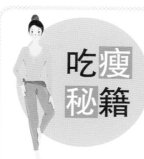

瘦身配餐 6 基础

不管你是属于哪一种肥胖类型，要想有效地瘦身必须养成良好的饮食习惯，做好瘦身的饮食基础，自然就会一口吃个瘦子。

基础一：饮食有节

一日三餐按时吃，早中晚三餐大约各占三分之一，使营养素分配合理均匀，也要做到"早吃好，中吃饱，晚吃少"的原则。

基础二：美味与瘦身兼顾

在制定瘦身餐时，不要简单模仿他人的进食方式或拘泥于一种标准，不必费力吞咽那些热量虽低却不适合自己口味的食物。将减肥食物和个人口味结合，才更容易坚持。

基础三：不要回避面食和谷类食品

谷类食品和面食中的纤维不会让你发胖，它们会像蔬菜中的纤维那样在胃里发涨，吸收血液中的脂肪成分，还能起到很好的通便作用。

基础四：营养均衡

按照所需的热量调整饮食结构，增加主食数量，尤其是杂粮和粗粮，能养颜塑身。动物蛋白质也可以增加些非高脂肪的，如鱼肉、瘦肉、蛋和豆制品等，多食对塑造苗条身体也大有益处。

基础五：多吃清淡素食

饮食中多吃少脂肪、少热量的清淡素食，以干净的绿色食品为最佳，这样能减少脂肪和油脂的摄入，有效避免脂肪堆积。

基础六：对酒精说 NO

不要忽视饮酒量，1 杯葡萄酒 =6 块糖。多饮酒会损伤内脏，加重肝脏和肾脏负担。此外，酒还含有高热量，多饮容易发胖。

针对 10 种肥胖类型的有效瘦身餐

消水肿瘦身餐：多吃优质蛋白

对于水肿型肥胖来说，除了饮食上多选择富含优质蛋白、利尿排水的食材外，还应该加上按摩，让排水后的肌肤保持弹性。

早餐	芹菜粥、麻香牛肉干、苹果汁
午餐	糙米饭、小炒黄瓜片、排骨玉米汤、鲜虾芦笋
晚餐	绿豆冬瓜汤、红薯

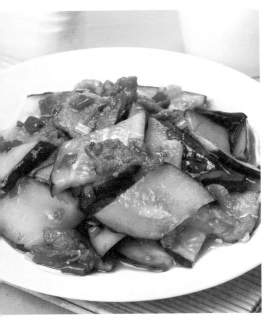

吃瘦食谱 小炒黄瓜片

主食材 黄瓜 300 克、瘦猪肉 60 克。

调味料 料酒、白糖、酱油、淀粉、葱花、姜末、盐、味精、香油各适量，剁椒 15 克。

做法

1 黄瓜、瘦猪肉切片，用少许料酒、酱油、淀粉腌制 15 分钟。

2 油烧热后葱、姜、剁椒爆香，滑散肉片。

3 加入黄瓜片，大火炒 1 分钟，加味精、白糖、香油调味即可。

一周养生瘦身套餐推荐单

	星期一	星期二	星期三	星期四	星期五	星期六	星期日
早餐一	芹菜粥＋芝麻山药麦饼＋拍黄瓜	荞麦面疙瘩汤＋鲜虾拌芹菜	百合粥＋荠菜饺＋蒜香菠菜	胡萝卜牛肉水饺＋菠菜拌木耳	水果莲子羹＋黄豆糙米红薯饭	菜心粳米饭＋白果拌红豆	芝麻玉米糊＋木耳红枣饼＋麻香牛肉干
早餐二	双仁玉米粥＋鸡蛋饼＋黄瓜木耳汤	甘薯粥＋蔬菜饼＋炒洋葱丝	八宝粥＋千层蒸糕＋田园菠萝小炒	红枣菊花粥＋素菜馒头＋糖醋芥蓝	奶香粥＋荠菜春卷＋姜汁四季豆	番茄红枣粥＋牡蛎煎饼＋花仁圆白菜	蜂蜜柑橘汁＋面包＋蛋黄鸡腿卷
午餐一	冬瓜薏米汤＋红小豆炖鹌鹑＋米饭	豇豆炒鸡丝＋芝香牛蒡＋米饭	木瓜猪骨花生煲＋百合炒木耳＋糙米饭	干蒸鲤鱼＋醋熘白菜＋米饭	冬瓜烧羊肉＋鲜虾芦笋＋小米饭	清蒸鲑鱼＋红豆冬瓜汤＋糙米饭	木耳炒肉末＋海带排骨汤＋山药八宝饭
午餐二	柠檬汁烤鲜鱿＋素三冬＋米饭	芦笋玉米番茄汤＋口蘑烧萝卜＋米饭	苦瓜鸡汤＋小炒黄瓜片＋米饭	排骨玉米汤＋醋炒红薯丝＋薏米饭	金针菇肥牛＋苦瓜玉米南瓜汤＋木耳焖饭	南瓜清炖牛肉＋绿茶娃娃菜＋苹果什锦饭	人参鸡汤＋清炒魔芋丝＋红薯饭
晚餐一	绿豆冬瓜汤＋荞麦双味菜卷	茯苓山药汤＋笋片炒牛肉＋红薯饭	绿豆南瓜羹＋胡萝卜炒猪腰＋馒头	梨花豆腐汤＋仔姜炒羊肉＋五谷饭	胡萝卜炖牛肉＋绿豆芹菜汤＋南瓜豆腐饼	三大菌面＋酱牛肉	木耳鱼头汤＋黄瓜炒肉丁＋南瓜饭
晚餐二	鸡蛋面片汤＋豉油娃娃菜	牛蒡萝卜汤＋绿豆南瓜糙米饭	番茄枸杞玉米羹＋苹果炒鸡柳＋黑米饭	魔芋炖鸡腿＋木耳炒西芹＋南瓜饼	双菌南瓜＋黄瓜肉片汤＋米饭	白菜猪肉水饺＋红薯烧南瓜	南瓜排骨汤＋金针菇炒鸡蛋＋芝麻馒头

全身燃脂瘦身餐：少吃淀粉，多运动

对于脂肪型肥胖的人来说，一日三餐中淀粉的摄取要适量，按照"彩虹饮食原则"营养搭配，杜绝零食、饮料，多吃新鲜蔬菜和水果。

早餐	燕麦五香饼、虾仁烩冬瓜、番茄沙拉
午餐	花卷、魔芋拌芹菜、木瓜烧带鱼、山楂汁
晚餐	牡蛎萝卜丝汤

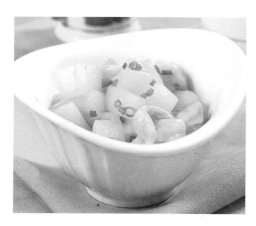

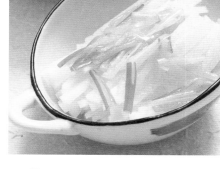

 虾仁烩冬瓜

主食材 干虾仁 10 克、冬瓜 250 克。

调味料 葱花、花椒粉、盐、水淀粉、
植物油各适量。

做 法

1 干虾仁洗净浸泡；冬瓜去皮、瓤，
洗净，切块。

2 炒锅倒入植物油烧至七成热，下
葱花、花椒粉炒出香味，放入冬
瓜块、虾仁和适量水烩熟，用盐
调味，用水淀粉勾芡即可。

 葱油萝卜丝

主食材 白萝卜 300 克、大葱 20 克。

调味料 盐 3 克。

做 法

1 白萝卜洗净，去皮，切丝，用盐
腌渍，沥水，挤干；大葱切丝。

2 锅置火上，倒油烧至六成热，下
葱丝炸出香味，浇在萝卜丝上拌
匀即可。

一周养生瘦身套餐推荐单

	星期一	星期二	星期三	星期四	星期五	星期六	星期日
早餐一	罗汉燕麦粥＋奶白馒头＋虾仁烩冬瓜	南瓜大麦粥＋玉米饼＋干丝拌绿豆芽	银耳苹果瘦肉粥＋小米发糕＋双菇苦瓜丝	山药萝卜粥＋燕麦五香饼＋蒜泥海蜇白萝卜丝	小米金瓜粥＋荞麦菜卷＋番茄沙拉	鲜蘑沙拉＋南瓜饼＋煎鸡蛋	蜜芹瘦身汁＋拔丝苹果＋鸡肉三明治
早餐二	小米鸡蛋粥＋素香包＋魔芋拌芹菜	鸡蓉燕麦粥＋花卷＋姜汁黄瓜	蒜香菠菜＋绿豆南瓜糙米饭	双仁玉米粥＋花卷＋香菇豆腐	绿豆粥＋馒头＋鲜拌三皮	紫菜肉末羹＋面包片＋火腿	山楂汁＋土豆丝卷饼＋番茄冻
午餐一	木耳炒百叶＋茄汁鱼片饭	丝瓜炖豆腐＋豆焖鸡翅＋燕麦饭	芝麻卷心菜＋海带烩猪柳＋五谷饭	桂花土豆丁＋花椒鱼片＋紫菜包饭	白萝卜炒肉丝＋番茄炒鱼片＋小米饭	木瓜烧带鱼＋香菇豆腐＋糙米饭	土豆烧牛肉＋白萝卜海带汤＋馒头
午餐二	山楂鱿鱼卷＋核桃豆腐丸＋鸡蛋饼	雪菜豆腐汤＋啤酒鱼＋高粱米饭	鹌鹑杏仁粥＋莴笋炒牛肉丝＋玉米饼	红焖萝卜海带＋魔芋鳝片＋南瓜饼	蟹肉烧冬瓜＋葱炒卷心菜＋燕麦饭	番茄鲫鱼汤＋清蒸黄瓜＋花卷	苹果炒肉片＋农家蒸带鱼＋红豆饭
晚餐一	双菇番茄紫菜汤＋虾皮圆白菜馅饼	肉末圆白菜＋番茄炖虾＋小米饭	八宝冬瓜汤＋双仁炖猪手＋小米饭	核桃豆腐丸＋南瓜排骨汤＋红薯饭	芝香牛蒡＋菠菜海鲜汤＋三豆燕麦饭	糖醋带鱼＋山楂山药羹＋蒸红薯	蜜汁炒红薯＋香菇蒸鸡＋红薯饭
晚餐二	三鲜冬瓜卷＋苹果炖草鱼＋黑米饭	番茄银耳小米羹＋芙蓉鳝鱼丝＋燕麦饭	红豆冬瓜汤＋五花肉烧白菜＋南瓜小米饭	双菇苦瓜丝＋排骨番茄汤＋小米饭	牛蒡萝卜汤＋红薯粉蒸肉＋黑米饭	醋炒红薯丝＋牡蛎萝卜丝汤＋糙米饭	醋熘白菜＋白萝卜排骨汤＋小米饭

改善"中广体型"：瘦身餐控制腰围

饮食要多摄取优质蛋白，少饮酒，最好戒酒。少吃冰品和容易胀气、上火的食物，吃饭时要注意细嚼慢咽。

早餐	牛奶、鸡肉汉堡、水果沙拉
午餐	蛋炒饭、韭菜炒鸡蛋、青豆虾仁、山药排骨汤
晚餐	燕麦饭、清炒魔芋丝

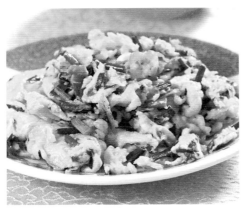

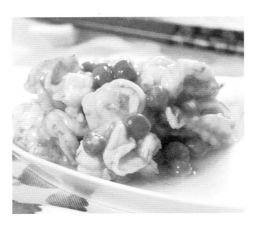

 吃瘦食谱 **韭菜炒鸡蛋**

主食材 韭菜 150 克、鸡蛋 2 个。

调味料 生抽、食盐、植物油各适量。

做法

1 韭菜洗净切小段，鸡蛋打入碗中，后加韭菜及少许生抽、食盐一同打匀。

2 油锅烧热后，倒入韭菜拌鸡蛋炒熟即可。

 吃瘦食谱 **青豆虾仁**

主食材 干青豆 50 克、干虾仁 100 克。

调味料 葱、盐、淀粉、植物油适量。

做法

1 干青豆先用冷水浸泡 6 ~ 12 小时；干虾仁用清水泡发，洗净。

2 油烧至七成热，加葱花炒出香味，放入青豆翻炒均匀。

3 加适量清水烧至青豆熟透，放入虾仁炒熟，用盐和鸡精调味，再用水淀粉勾芡即可。

一周养生瘦身套餐推荐单

	星期一	星期二	星期三	星期四	星期五	星期六	星期日
早餐一	十香拌菜+牛奶粳米粥+花卷	牛奶+煎鸡蛋+青菜大骨汤	菠菜粥+青椒拌豆片+葱花饼	花卷+蒜薹炒肉+凉拌西蓝花+鸡蛋	牛奶+鸡肉汉堡+水果沙拉	发面饼+凉拌藕片+青椒豆腐丝	煮馄饨+鸡蛋炒番茄+苹果
早餐二	牛奶+咸面包片+虾皮炒韭菜	大米粥+花卷+煮鸡蛋	小白菜鸡蛋面+腰果虾仁+鸡丝金针菇	玉米面粥+韭菜盒子+小葱拌豆腐	黄豆饭+蒜薹炒鸡蛋+黄瓜肉片汤	芝麻糊+香芹腐竹+鸡蛋+鸡肉三明治	春饼+芝麻菠菜+韭菜豆腐丝
午餐一	馒头+菜卷青豆汤+小鸡炖蘑菇	米饭+清蒸鱼片+海米冬瓜	玉米火腿饼+青豆虾仁+山药排骨汤	南瓜饭+土豆泥+鲫鱼豆腐汤	牛奶焖饭+白汁番茄鳜鱼+韭菜炒鸡蛋	小米饭+番茄牛腩汤+黄瓜炒虾仁	馒头+燕麦粥+牙签牛肉+蚝油生菜
午餐二	蛋炒饭+醋熘土豆丝+清蒸武昌鱼	薏米饭+香菇小油菜+红烧鱼	清香荷叶饭+爆炒圆白菜+剁椒鱼头	米饭+鱿鱼炒韭菜+木瓜炖奶	米饭+番茄炒蛋+豆豉鲮鱼油麦菜	火腿焖饭+麻婆豆腐+可乐鸡翅	馒头+麻酱白菜丝+宫保鸡丁
晚餐	花卷+香菇牛肉粥+辣子鸡丁	馒头+大米粥+黄豆芽炒肉丝	蛋黄粥+什锦蔬菜饼+金沙玉米	白菜豆腐汤+香芹螺片+燕麦饭	手抓饼+杏仁糯米粥+蒜蓉茄子+清炒茼蒿	花卷+西芹虾仁+干煸牛肉丝	红豆饭+香菇茄条+紫菜豆腐汤
晚餐三	玉米南瓜饼+豆腐蔬菜汤	山药饼+牛奶蒸蛋+菠萝鸡球	茄丁面+拍黄瓜	鸡丁豌豆盖饭+清炒魔芋丝	米饭+酱牛肉+海带豆腐汤	黑米饭+香椿炒鸡丝+素炒豆苗	馒头+炒冻豆腐+芦笋鱿鱼汤

让"梨型"身材变均匀瘦身餐：少吃脂肪少吃糖

"梨型"肥胖类型的人属于易胖体质，基础代谢率低，吃下的油脂特别容易囤积，所以要多吃鱼类、贝类或者豆类制品。

早餐	红薯饭、炒黄豆芽、柳橙汁	
午餐	米饭、木耳烩丝瓜、白菜粉丝汤、春笋鱼片	
晚餐	素炒黄花菜、小米粥	

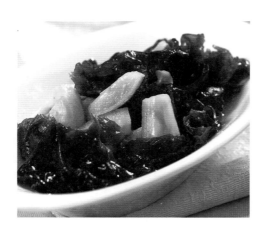

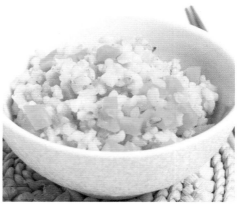

 木耳烩丝瓜

主食材 水发木耳25克、丝瓜250克。

调味料 葱花、花椒粉、盐、鸡精、水淀粉各适量，植物油3克。

做 法

1 水发木耳洗净，撕成小片；丝瓜去皮，洗净，切滚刀块。

2 炒锅倒入植物油烧至七成热，下葱花、花椒粉炒出香味，倒入丝瓜和木耳翻炒至熟，用盐和鸡精调味，用水淀粉勾芡即可。

 红薯蒸饭

主食材 糙米150克、红薯100克。

做 法

1 糙米洗净，浸泡2小时，沥干；红薯去皮洗净，切成小丁。

2 锅置火上，倒入泡好的糙米与适量的水，放入红薯丁，盖上盖蒸至饭熟即可。

一周养生瘦身套餐推荐单

	星期一	星期二	星期三	星期四	星期五	星期六	星期日
早餐一	银耳莲子粥+双蔬肉卷+烧小萝卜	芹菜苹果汁+炒黄豆芽+面包	藕粉莲子粥+猪肉茴香包+清火白菜心	红薯蒸饭+香菇油菜	小米粥+窝窝头+卤鸡蛋+芹菜炒香干	枸杞核桃粥+窝头+杏仁拌三丁	花生粥+花卷+番茄炒蛋
早餐二	黑木耳芹菜粥+花卷+糖醋小萝卜	牛奶+咸面包片+煮鸡蛋+蔬菜沙拉	紫菜蛋花汤+烙饼+凉拌蘑菇	门钉肉饼+香菇奶白菜	大米粥+烤馒头片+蒸蛋羹	香蕉菠萝汁+面包+煎鸡蛋	小米粥+卤鸡蛋+皮蛋豆腐
午餐一	家常茄子+鸭丝绿豆芽+米饭	春笋鱼片+芥菜汤+米饭	田园小炒+茄汁菜包+凉拌菠菜	老醋蜇头+素炒猴头菇+米饭	肉丝炒蒜苗+小白菜虾皮汤+米饭	松仁玉米+西芹菠萝炒火腿+米饭	蟹柳烧冬瓜+松仁菜心+米饭
午餐二	肉末茄子+木耳烩丝瓜+米饭	酸辣白菜+莲子豆腐汤+米饭	炝油麦菜+家常烧黄鱼+米饭	腐竹炒黄豆芽+白菜粉丝汤+米饭	猪肉嫩小白菜馄饨+番茄炒蛋	丝瓜肉片+芦笋菠菜汤+米饭	鲍鱼菇青笋煲双瓜+清香小炒+米饭
晚餐一	干香肉片+糖醋排骨+馒头	地三鲜+素炒黄花菜+米饭	番茄炖牛腩+虾皮紫菜汤+米饭	鹿筋木瓜汤+山药五彩虾仁+米饭	家常烙饼+黄瓜肉丝汤+醋烹绿豆芽	多味小番茄+香菇山药鸡+猪肉酸菜包	芋头荸荠汤+京酱西葫芦+花卷
晚餐二	酱炖芋头豆腐+五香腐竹+红薯粥	萝卜马铃薯猪骨汤+木樨肉+米饭	豆角肉丁面+浸醋花生+拔丝香蕉	炖鲤鱼+肉末炒芹菜五谷饭	鸡胸肉末+番茄面	番茄菠菜鸡蛋汤+清蒸排骨+馒头	肉末四季豆+香椿炒鸡丝+米饭

产后瘦身：调整饮食结构

产后瘦身在饮食上最好采用一日 5 餐这种少食多餐的方式，可以避免吃进去过多的热量，导致脂肪堆积。

早餐	红豆饭、大拌菜、蒜末冬瓜、牛奶
中餐	红薯蒸饭、草菇炒白菜、牡蛎丝瓜汤
午点	银耳莲子汤、水果 1 份
晚餐	薏米饭、莲藕玉米排骨汤、木耳炒油菜
晚点	桂圆莲子粥

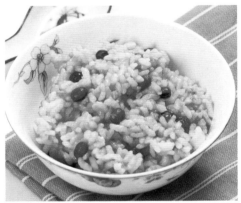

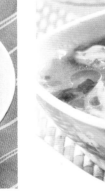

 红豆饭

主食材 大米 75 克、红豆 25 克。

做 法

1 大米淘洗干净；红豆洗净，用清水浸泡两三个小时。

2 大米和浸泡好的红豆倒入电饭锅中，加入适量清水，盖上锅盖，按下"蒸饭"键，蒸至电饭锅提示米饭蒸好即可。

 牡蛎萝卜丝汤

主食材 白萝卜200克、牡蛎肉50克。

调味料 葱花、姜丝、盐、香油各适量。

做 法

1 白萝卜去根须，洗净，切丝；牡蛎肉洗净。

2 锅中加水烧沸，倒白萝卜丝煮至九成熟，放牡蛎肉、葱、姜煮至白萝卜丝熟透，加盐，淋上香油即可。

一周养生瘦身套餐推荐单

	星期一	星期二	星期三	星期四	星期五	星期六	星期日
早餐	花卷+芝麻菠菜+牛奶+煮鸡蛋	红枣花生粥+土豆饼+芹菜花生+煮鸡蛋	牛奶+三明治+扁豆丝	豆浆+红薯蒸饭+煮鸡蛋+凉拌海带丝	绿豆粥+肉包子+煮鸡蛋+麻酱豇豆	骨汤馄饨+菠菜粉丝+煮鸡蛋	玉米面粥+豆沙包+奶酪
加餐	苹果+核桃	橘子	苹果+核桃	核桃+香蕉	苹果	牛奶	核桃+酸奶
午餐	米饭+炒肝尖+干煸豆角+海米冬瓜汤	米饭+宫保鸡丁+西芹百合+番茄菠菜汤	米饭+萝卜炖牛腩+清炒圆白菜+紫菜蛋花汤	米饭+红烧鸡翅+清炒豆芽+冬瓜汤	米饭+肉末茄子+清炒油麦菜+一品豆腐汤	米饭+肉片炒扁豆+腐竹烧丝瓜+海米冬瓜汤	红薯蒸饭+黄瓜炒虾仁+菠菜炒鸡蛋+冬瓜腔骨汤
加餐	牛奶	酸奶+核桃	牛奶	牛奶	酸奶+核桃	核桃+苹果	苹果
晚餐	什锦炒饭+家常豆腐+白菜粉丝汤	小米粥+玉米发糕+菠菜粉丝+茭白炒鸡蛋	扁豆焖面+香菇油菜+海带汤	八宝粥+玉米饼+醋熘土豆丝	玉米粥+鸡蛋饼+滑炒豆腐	玉米面粥+花卷+青椒炒肉片	香菜牛肉粥+花卷+洋葱炒肉

更年期肥胖的瘦身餐：让身体变年轻自然就瘦

更年期女性雌性激素分泌减少，容易引发味觉改变导致食量增大，饮食上要少油、低盐，利于瘦身和养生。

早餐	小米山药豆粥、素馅包子、菠菜拌木耳
午餐	米饭、海鲜酿苦瓜、肉丝圆白菜、家常鲫鱼
晚餐	荞麦面条、虾仁豆腐、海米三鲜汤

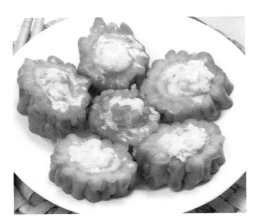

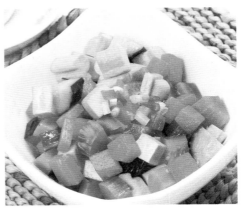

 ## 海鲜酿苦瓜

主食材 苦瓜 300 克、虾仁 150 克、鸡蛋清 10 克。

调味料 葱、盐、料酒、水淀粉少许。

做法

1 苦瓜洗净切段，用沸水焯 1 分钟。

2 虾仁洗净剁成虾泥，加盐、料酒、蛋清搅匀，填入苦瓜段中，送入蒸锅中火蒸 15 分钟，取出。

3 炒香葱末，倒入蒸汁，加少许盐，用水淀粉勾薄芡淋于苦瓜上即可。

 ## 炒素丁

主食材 黄瓜、胡萝卜、豆腐干、莴笋各 50 克。

调味料 葱末、盐、胡椒粉各适量。

做法

1 主食材洗净后，全部切丁。

2 油烧至六成热，炒香葱末，放入胡萝卜丁和莴笋丁翻炒 3 分钟，下入黄瓜丁和豆腐干丁翻炒 1 分钟，加盐和胡椒粉调味即可。

一周养生瘦身套餐推荐单

	星期一	星期二	星期三	星期四	星期五	星期六	星期日
早餐一	腰花粥＋南瓜小点＋韭菜蛋丝	猪腰小米粥＋虾仁烧卖＋海米拌芹菜	黑芝麻燕麦粥＋花卷＋山药炒番茄	羊腩萝卜丝粥＋玉米饼＋蛋皮炒丝瓜	莲心桂圆汤＋馒头＋海蜇萝卜丝	栗子猪肾粥＋胡萝卜凉糕＋平菇炒豌豆	枸杞鸡肾粥＋玉米面窝头＋水晶虾冻
早餐二	芝麻粥＋韭菜盒子＋菠菜拌木耳	鸡蛋黄瓜汤＋蛋奶土豆饼	小米山药豆粥＋馒头＋油菜炒鸡蛋	黑米桂花粥＋蔬菜饼＋洋葱炒鸡蛋	山药枸杞粥＋蒸红薯＋鸡丝拉皮	冬瓜红枣粥＋素馅包子＋韭菜炒鸡蛋	芝麻粥＋黑米莲蓉包＋紫菜鸡蛋汤
午餐一	韭菜炒绿豆芽＋木耳炒腰花＋米饭	虾仁黄瓜炒蛋＋猪肉丸子冬瓜汤＋米饭	韭菜炒豆腐＋豆浆炖羊肉＋米饭	芦笋炒虾仁＋萝卜粉丝汤＋米饭	猪腰炒核桃＋醋熘茄丝＋米饭	胡萝卜炒猪腰＋香菇栗子＋米饭	家常鲫鱼＋蜜汁江米藕＋米饭
午餐二	韭菜炒羊肝＋百冬灌藕＋米饭	春笋炒肉丝＋豆浆南瓜汤＋黑米饭	肉丝圆白菜＋荸荠炖银耳＋黑米饭	香菇虾仁豆腐羹＋炝兰豆鸡丝＋米饭	芹菜炒肉片＋白菜香菇蹄花汤＋米饭	海鲜烩菌＋红烧小萝卜＋素炒饼	枸杞大虾＋豌豆牛肉末＋小米饭
晚餐一	海米三鲜汤＋瓜脯肉＋米饭	腰片豆腐汤＋炒双菇＋米饭	山药蒸肉饭＋清炖乌鸡汤	葱爆羊肉＋菠菜面片汤	奶油鳜鱼＋素炒油菜＋米饭	荞麦面条＋虾仁豆腐＋米饭	魔芋炖鸡腿＋木耳炒莴笋条＋芝麻饼
晚餐二	韭菜炒蚕蛹＋清炖鲫鱼汤＋米饭	枸杞炖牛腩＋素炒大白菜＋米饭	鱼肉馅饺子＋余鸡丸冬瓜	清蒸鱼＋豆干炒芹菜＋芝麻烧饼	瘦肉片烧山药＋木耳烧豆腐＋米饭	青鱼炖黄豆＋草菇烧白菜＋黑米饭	鲜虾豆腐＋鲶鱼炖茄子＋米饭

减压瘦身餐：多吃膳食纤维

压力型肥胖的人，首先要做到不要用暴饮暴食缓解压力，学会调整心态，合理膳食。

早餐	牛奶、番茄肉松三明治、草莓山药奶昔
午餐	家常咖喱饭、蒜薹木耳、胡萝卜炖羊肉、鸡蛋豆腐汤
晚餐	小米粥、凉拌折耳根、芦笋鸡片

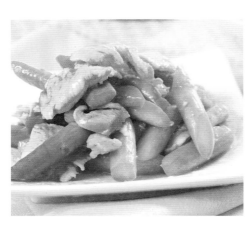

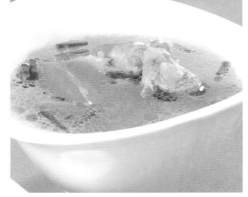

 芦笋鸡片

主食材 芦笋 250 克、鸡胸肉 50 克。

调味料 葱花、姜丝、酱油、盐、鸡精各适量，植物油 4 克。

做 法

1 芦笋去根，洗净，切斜段；鸡胸肉洗净，切片。

2 油烧至七成热，加葱花、姜丝炒香，放入鸡片炒匀，加酱油和适量清水，倒入芦笋段炒熟，用盐和鸡精调味即可。

胡萝卜炖羊肉

主食材 胡萝卜 250 克、羊肉 100 克。

调味料 葱花、姜丝、香葱段、盐、鸡精、植物油、料酒各适量。

做 法

1 羊肉洗净，切块，入沸水中焯透。

2 煸香葱、姜，倒入羊肉块和胡萝卜块翻炒均匀，调入料酒。

3 加适量清水大火煮沸，转小火炖至羊肉熟透，用盐和鸡精调味，撒上香葱段即可。

一周养生瘦身套餐推荐单

	星期一	星期二	星期三	星期四	星期五	星期六	星期日
早餐一	绿豆粥＋馒头片＋酸菜炒毛豆	蛋炒饭＋清炒莴笋	红豆粥＋火烧＋鱼香菠菜	小米粥＋花卷＋尖椒土豆丝	豆浆＋油渣饼＋胡萝卜丝炒肉	馄饨面＋蛋香萝卜丝	蒸炒面＋双菇菜心
早餐二	牛奶＋煮鸡蛋＋水果沙拉＋面包	鸡肉汉堡＋水果沙拉＋咖啡	牛奶＋番茄肉松三明治＋草莓山药奶昔	茄汁意粉＋洋葱圈＋煎鸡蛋＋鲜虾芦笋沙拉	鸡肝酱面包＋芥蓝沙拉＋烤肉	印尼炒饭＋凉拌生鲑鱼	香蒜面包＋牛肉酸瓜卷＋鸡蛋
午餐一	石锅拌饭＋炝油麦菜＋酸菜鱼	酱油炒饭＋麻辣鸡丁＋粉丝炒银芽	米饭＋奶油白菜＋胡萝卜炖羊肉	豆豉鲮鱼饼＋卷心菜排骨汤＋黄瓜炒虾仁	家常咖喱饭＋蒜薹木耳炒蛋＋农家小炒肉	米饭＋猪血炖豆腐＋可乐鸡翅	米饭＋素炒豌豆苗＋黑椒牛柳
午餐二	全州拌饭＋青椒肉片＋豆腐花瓜排骨汤	滇味炒面＋皮蛋豆腐＋木耳炒肉片	葱油饼＋香椿炒鸡蛋＋芙蓉鸡片	米饭＋芦笋百合炒明虾＋烧茄子	米饭＋肉末榄菜四季豆＋山药乌鸡锅	扬州炒饭＋熘肝尖＋鸡蛋豆腐汤	牛肉蒸饺＋鲜蘑菜心＋蛋黄粥
晚餐一	芦笋鸡片＋葱白大蒜汤＋花卷	馒头＋黄豆猪蹄汤＋五香腐竹	小米粥＋花卷＋猪肉炖粉条	煎红薯饼＋杭椒牛肉＋白菜粉丝汤	豆角焖面＋葱爆羊肉＋香芹腐竹	怪味凉面＋豆干炒青椒＋虾皮拌菠菜	三鲜馄饨＋皮蛋豆腐
晚餐二	米饭＋地三鲜＋凉拌折耳根	火腿笋干饭＋香菇白玉汤＋炝炒西蓝花	馒头＋鲫鱼冬瓜汤＋香菇蕨菜	家乡焖饼＋海带老鸭汤＋韭菜炒豆腐	米饭＋红烧豆腐＋西芹虾仁	什锦炒饭＋葱油蛋羹＋凉拌海带	番茄鸡蛋面＋红油猪耳

最适合上班族瘦身餐：三餐定时 补充脑力

上班族要做到"三餐定时，早餐必吃"，避免把一天的营养都推到晚上补充，晚餐过量造成热量堆积。

早餐	黑芝麻燕麦粥、煎鸡蛋、香橙甜汤
午餐	米饭、干煸牛肉丝、鱼头汤
晚餐	鲫鱼冬瓜汤、鸡蛋饼

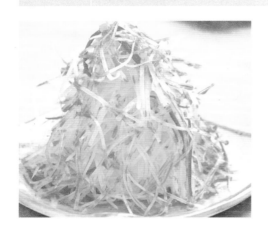

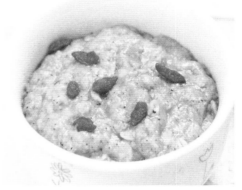

 ## 红油萝卜丝

主食材 红皮白萝卜2根。

调味料 盐、鸡精、酱油、红油、芝麻油、白糖各适量。

做 法

1 将萝卜洗净，切成0.2厘米粗、10厘米长的细丝，放入冷水浸泡。

2 把浸泡后的萝卜丝装盘，将所有辅料放入碗内，拌均匀后淋在萝卜丝上即可。

 ## 黑芝麻燕麦粥

主食材 黑芝麻糊粉25克、燕麦片50克、枸杞10克。

调味料 白糖适量。

做 法

1 将黑芝麻糊粉放入碗中，加入适量的水调匀成芝麻糊。

2 在芝麻糊中加入燕麦片，冲入适量的热水，最后加入枸杞、白糖调匀即可。

一周养生瘦身套餐推荐单

	星期一	星期二	星期三	星期四	星期五	星期六	星期日
早餐一	黑芝麻燕麦粥＋花卷＋藕拌黄花菜	酸枣仁粥＋馒头＋四川泡大蒜	三鲜豆腐脑＋橘子蛋奶酥	鲤鱼赤豆粥＋素香包＋菠萝莴笋	肉末蛋羹＋蟹黄饺＋三鲜豌豆	小米红豆粥＋鸡蛋蒸馍＋豆沙香蕉	青豆玉米粥＋萝卜丝饼＋海带粉丝
早餐二	健脑核桃粥＋面包＋煎鸡蛋	胡萝卜牛肉粥＋馒头＋黄花菜拌黄瓜	菠菜虾皮粥＋黑米莲蓉包＋蒜泥拌海蜇	鸡肉粥＋南瓜包＋茴香蚕豆	白菜牛肉饭＋香橙甜汤	滑牛肉炒米粉＋鸡蛋羹	素三鲜面＋豆面小窝头
午餐一	桂圆二仁猪心＋核桃鸡丁＋米饭	鱼头汤＋木耳炒黄花菜＋米饭	桂圆枸杞鸡汤＋胡萝卜炒肉丝＋米饭	黄芪鳝丝羹＋特色炒蛋＋米饭	黑芝麻猪蹄汤＋核桃仁扒白菜＋二米饭	芹菜鱼丝＋核桃仁烧羊肉＋米饭	干煸牛肉丝＋丝瓜炒鸡蛋＋米饭
午餐二	核桃桂圆鸡丁＋黑芝麻红豆鹌鹑蛋汤＋薏米饭	奶油鱼头＋油炸香蕉夹＋米饭	金针菇油菜猪心汤＋砂锅海鳗＋米饭	五子鸡＋桂圆猪髓鱼头汤＋米饭	蒜香基围虾＋干炸猪脑＋米饭	核桃鸭子＋酸菜蛋花汤＋米饭	花生核桃猪骨汤＋奶酪拌鲑鱼＋米饭
晚餐一	油泼鲭鱼＋韭菜炒核桃＋鸡蛋饼	荠菜馄饨＋菠菜麻油拌粉丝	蒜头熬鱼＋菠萝虾球＋米饭	红烧鲭鱼块＋番茄炒蛋＋米饭	山楂炖牛肉＋黑芝麻拌菠菜＋豆豉排骨饭	蒜泥鸡蛋＋鲫鱼炖豆腐＋燕麦饭	核桃鸡蛋汤＋番茄牛肉＋南瓜豆腐饼
晚餐二	海松子鸽蛋粥＋黄花菜炖母鸡＋烙饼	五彩菠萝饭＋菠菜冬瓜汤	红杞蒸鸡＋牛奶炖花生＋糙米饭	蒜香土豆泥＋菠萝鸡饭	平菇蛋汤＋芝麻里脊＋荞麦红枣饭	核桃土豆球＋薏米瘦肉汤＋馒头	鲫鱼冬瓜汤＋花生仁肉丁＋扬州炒饭

最能解决年节型肥胖的瘦身餐：控制全天的食量

逢年过节饮食时要注意少饮酒，大鱼大肉适量吃，多吃蔬菜水果。同时，不能因为假期就打破生活规律，一定要按时吃早饭。

早餐	绿豆芹菜汤、苦瓜煎蛋、腐乳空心菜
午餐	口蘑烧冬瓜、绿豆发面饼、干煸苦瓜、红豆猪骨汤
晚餐	绿豆海带汤、山楂荞麦饼、荸荠炒芹菜

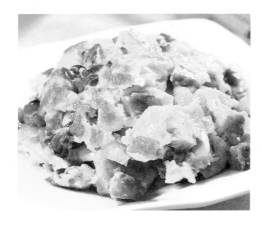

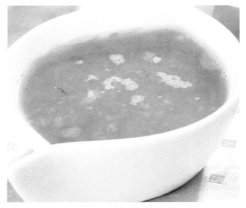

 苦瓜煎蛋

主食材 苦瓜 50 克、鸡蛋 1 个（约 60 克）。

调味料 葱花、盐适量，植物油 4 克。

做 法

1 苦瓜洗净，去蒂除籽，切末。

2 鸡蛋洗净，磕入碗内，打散，加入苦瓜末、葱花、盐搅匀。

3 锅置火上，倒入适量植物油，待油烧至六成热，倒入鸡蛋液，小火煎至两面金黄即可。

 绿豆芹菜汤

主食材 绿豆、芹菜各 50 克。

调味料 盐、鸡精、水淀粉、香油各适量。

做 法

1 绿豆先用水泡 6 小时；芹菜洗净，切段，一起搅成泥。

2 锅置火上，加适量清水煮沸，倒入绿豆芹菜泥搅匀，煮沸后用盐和鸡精调味，用水淀粉勾芡，淋入香油即可。

一周养生瘦身套餐推荐单

	星期一	星期二	星期三	星期四	星期五	星期六	星期日
早餐一	豆浆芝麻糊+冬瓜火腿夹+凉拌笋丝	绿豆芹菜汤+土豆丝蛋饼	冬瓜粥+土豆饼+银耳拌黄瓜	薄荷粥+窝头+香椿拌黄豆	苦瓜粥+玉米饼+丝瓜炒蛋	小米玉米粥+南瓜饼+凉拌苦瓜	玉米红薯粥+花卷+蛋丝拌黄瓜
早餐二	红豆粥+苦瓜煎蛋+芹菜拌花生米	牛奶+面包+蛋丝拌芹菜+西瓜草莓沙拉	绿豆西瓜粥+枣糕+黄豆炒芥蓝	西瓜柠檬汁+蔬菜三明治+果味肉丁	绿豆粥+红豆发面饼+腐乳空心菜	三鲜豆腐脑+荸荠菜卷+凉拌苦菊	芹菜粥+绿豆糕+清炒苦瓜
午餐一	干煸苦瓜+红豆猪骨汤+小米饭	苦瓜排骨汤+虾油手撕包菜+芹菜馅水饺	菊花香菇炒墨鱼+芹菜炒肉片+米饭	香菜肉丝+扁豆焖面+米饭	鸭肉拌黄瓜+肉末茄子+紫菜包饭	鲫鱼萝卜丝汤+木耳烩丝瓜+小米发糕	番茄牛肉+白菜豆腐汤+花卷
午餐二	苦瓜拌牛肉+蘑菇鸡蛋汤+绿豆饼	炖鸭骨架汤+口蘑烧冬瓜+绿豆发面饼	鸡骨草瘦肉汤+蒜蓉莴笋片+红豆饭	鲜百合炒肉丁+青鱼炖黄豆+米饭	冬瓜烧肉+番茄豆腐+薏米饭	鲫鱼炖豆腐+芹菜炒土豆片+馒头	黄瓜片炒猪肝+地三鲜+米饭
晚餐一	绿豆海带汤+凉瓜炒水晶肉+红豆饭	黄瓜肉片汤+木耳炒西芹+二米饭	腰花木耳汤+麻酱扁豆+米饭	卷心菜排骨汤+茄子拌土豆+鸡蛋玉米饼	肉烧茄块+西芹百合+米饭	冻豆腐炖鲢鱼+番茄炒茄子+白菜馅水饺	黄瓜炒肉丁+土豆丝摊鸡蛋+牛奶焖饭
晚餐二	冬瓜肉丸汤+木耳炒莴笋条+玉米饼	扁豆鸡丁+金针菇拌黄瓜+生菜包饭	茄汁青鱼+番茄丝瓜+五谷糯米饭	鲢鱼冬瓜汤+肉片苦瓜+山楂荞麦饼	鲶鱼炖茄子+芹菜烧荸荠+米饭	鲫鱼萝卜丝汤+香菇油菜+玉米红薯饭	土豆牛肉汤+荸荠炒芹菜+红薯饭

安眠好梦瘦身餐：好睡眠吃出来

晚上饮食要清淡、少食，不增加肠胃负担，只有保证充足的睡眠时间和睡眠质量，才能让"瘦素"帮助脂肪燃烧。

早餐	牛奶小米粥、牡蛎煎蛋、洋葱牛肉丝
午餐	米饭、莲子煨鸡块、素炒五宝、花生红枣猪蹄汤
晚餐	小米粥、蘑菇鹌鹑蛋

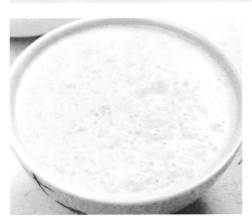

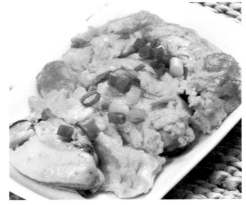

 牛奶小米粥

主食材 大米、小米各 30 克，脱脂牛奶半袋。

调味料 白糖适量。

做 法

1 将大米、小米分别淘洗干净，大米浸泡 30 分钟。

2 锅中加清水煮沸，分别放入大米和小米，先以大火煮至米涨开，倒入脱脂牛奶继续煮，再沸后，转小火熬至米粒烂熟。

 牡蛎煎蛋

主食材 去壳牡蛎 50 克、鸡蛋 1 个。

调味料 葱花 5 克、盐 3 克、花椒粉少许。

做 法

1 牡蛎洗净；鸡蛋洗净，磕入碗内，打散；放入牡蛎、葱花、花椒粉、盐，搅拌均匀。

2 锅置火上，倒入适量植物油，待油烧至六成热，淋入牡蛎鸡蛋液，煎至两面呈金黄色，撒上葱花即可。

一周养生瘦身套餐推荐单

	星期一	星期二	星期三	星期四	星期五	星期六	星期日
早餐一	三米桂圆粥+馒头+芥菜叶拌豆腐皮	百合绿豆粥+花卷+千层圆白菜	橘子汤圆粥+燕麦饼+炝拌三丝	牛奶+面包片+什锦西蓝花	莲藕粥+土豆丝卷饼+蜜饯胡萝卜	三鲜豆腐脑+火烧+菠菜粉丝	牛奶+无糖面包+洋葱牛肉丝
早餐二	牛奶小米粥+牡蛎煎蛋+家常烙饼	牛奶+鸡蛋+水果沙拉	砂糖黑糯米粥+花卷+芝麻酱冬瓜	燕麦粥+馒头+苦瓜泡菜	豆汁粥+火烧+清蒸茄子	牛奶+鸡肉三明治+煎鸡蛋	红薯小米粥+莲花卷+番茄炒蛋
午餐一	马铃薯三丝清汤+姜米炒青菜+米饭	西蓝花瘦肉汤+雪梨素鱼片+米饭	淮山杞子炖水鸭+八宝南瓜+米饭	蜜枣樱桃扒山药+苦参枣仁汤+大米粥	银耳氽鸡片+金针猪心汤+米饭	蒜香羊肉+鸡蛋炒菠菜+米饭	薏米腐竹素汤+金针菇牛肉卷+米饭
午餐二	金针鸡丝汤+菠菜炒粉丝+米饭	花生大蒜排骨汤+素炒三丁+米饭	红烧鳝段+鲍汁猴头菇+米饭	花生红枣猪蹄汤+拔丝香蕉+米饭	桂圆童子鸡+酸香莲藕片+米饭	莲子煨鸡块+素炒五宝+米饭	胡萝卜炒猪肝+滑子菇煎鸡蛋+鱼虾面
晚餐一	猪皮红枣羹+茄汁鹌鹑蛋+燕麦卷饼	板栗扣鸭+苹果草鱼汤+小米红枣饭	番茄牛肉羹+风味口蘑+薏米饭	土茯苓鳝鱼汤+三鲜酿豆腐+燕麦饼	拔丝红薯+白菜牡蛎粉丝汤+蔬菜玉米饼	杏鲍菇烧肉丸+上汤黄花菜+米饭	雪菜鸡丝面+小炒鳝鱼
晚餐二	五香牛肉+蘑菇豆腐鲫鱼汤+米饭	苦瓜黄豆排骨汤+香炒田螺+玉米面饼	双杏煲猪肉+鸡腿菇扒竹笋+米饭	芙蓉蟹斗+腰果西芹+米饭	鲫鱼蒸蛋+龙井虾仁+米饭	茶树菇炒肉丝+银耳叶子煲鸡汤+小米饭	番茄牛肉炸酱面+蘑菇鹌鹑蛋

专题

热量参照表

食材名称 （按类型）	热量 （千焦/100克）	食材名称 （按类型）	热量 （千焦/100克）
主食		蔬菜	
米饭	485	西红柿	79
玉米（生）	444	黄瓜	63
馒头	925	小白菜	63
燕麦（生）	1536	大白菜	71
红薯	414	南瓜	92
小米粥（熟）	192	胡萝卜	155
土豆	318	生菜	63
猪肉包子	950	小番茄（圣女果）	155
面条（生）	1188	冬瓜	46
白薯	435	木耳（水发）	88
烙饼（熟）	941	菜花	100
花卷（熟）	88	菠菜	100
油条	1615	白萝卜	88
白粥（熟）	192	卷心菜	92
全麦面包	109	西蓝花	138
方便面（干）	1975	绿豆芽	75
红豆粥（熟）	255	香菇	79
煎饼	1406	茄子	88
糖烧饼	1226	海带	59
粉丝（干）	1402	尖椒（青）	96
什锦炒饭	787	洋葱	163
芋头	331	金针菇	109
芝麻汤圆	1301	莲藕	293
黑米	1393	油麦菜	54
煮芋头	251	黄豆芽	184
糯米	1456	苦瓜	79
热干面（小吃）	636	毛豆	515
火腿奶酪三明治	1021	芹菜茎	84
白薯干	1423	油豆角	126
		丝瓜	84
		云扁豆	117
		莴笋	59
		银耳（干）	387
		韭菜	109
		竹笋	79
		西葫芦	75
		油菜	46
		平菇	84
		娃娃菜	33
		空心菜	84
		柿子椒	92
		茼蒿	88

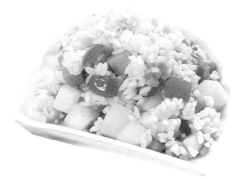

食材名称（按类型）	热量（千焦/100克）	食材名称（按类型）	热量（千焦/100克）
水果		肉、蛋、奶、豆制品	
苹果	218	鸡蛋（生）	602
香蕉	381	鸡蛋（白水煮）	632
西瓜	105	荷包蛋	833
桃	201	猪肉（精肉）	598
橙	196	猪肉（五花）	1657
红枣	1105	咸鸭蛋	794
梨	184	鸡胸肉	556
柚子	172	草鱼	473
猕猴桃	234	鸡腿（生）	757
柑橘	180	酱牛肉	1448
木瓜	113	鱼丸（生）	448
葡萄	180	腊肠	243
橘子	213	瘦牛肉	444
菠萝	172	牛肉（五花）	523
火龙果	213	鲫鱼	452
草莓	126	排骨（猪）	1163
芒果	134	熏火腿	1381
哈密瓜	142	牛肉干（熟）	2301
李子	151	鸡翅	812
提子	218	热狗（肠）	1284
荔枝	293	鹌鹑蛋（生）	669
樱桃	192	明虾	356
小叶橘	159	叉烧肉（熟）	1167
巨峰葡萄	209	小黄鱼	414
马奶子葡萄	168	青皮鱼	494
白兰瓜	88	猪血	230
紫菜干	866	猪蹄（熟）	1088
杏	151	烤羊肉串	862
杨梅	117	基围虾	423
桂圆	1142	猪肝	540
芦柑	180	皮皮虾	339
		鱿鱼（鲜）	314
		大黄花鱼	406
		带鱼	531
		鲳鱼	586
		罗非鱼	410
		午餐肉	958
		鸡肝	536
		鲈鱼	439
		鸭血	452
		酸奶	301
		牛奶	226
		奶酪	1372

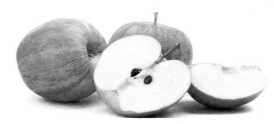

食材名称 （按类型）	热量 （千焦/100克）	食材名称 （按类型）	热量 （千焦/100克）
豆制品、坚果		零食	
豆浆	59	苏打饼干	1707
豆腐	339	朱古力	2452
核桃仁（生）	2623	冰激凌	531
花生仁（生）	2356	麻花	2192
豆干	586	豆沙月饼	1695
栗子（熟）	887	沙琪玛	2117
黑芝麻	2222	山楂球	1544
杏仁	2351	锅巴	2209
豆腐脑	197	薯片	2293
香干（豆腐干）	632	薯条	1247
瓜子	2473	奶糖	1703
油豆腐	1021	鸡肉汉堡	1222
豆腐皮	1711	蛋黄派	1874
开心果（熟）	2569	鱿鱼丝	1443
黑豆	1594	速溶咖啡	912
红豆	1293	可乐	180
绿豆	1322	啤酒	134
豌豆	1310		
腐竹	1920		
腰果	2310		
莲子	1439		

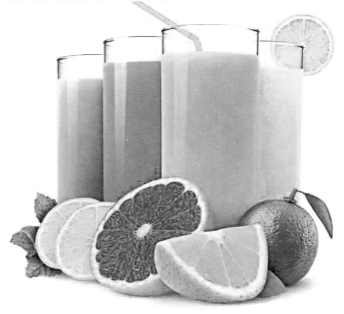